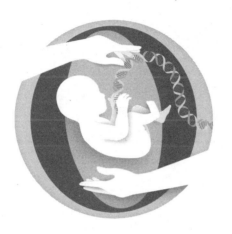

TRIMESTRE
CERO

ALEJANDRA PONCE
GABRIELA HERNÁNDEZ

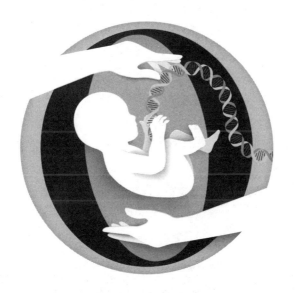

TRIMESTRE
CERO

La guía integral y definitiva para
optimizar tu salud y fertilidad antes
de la concepción de tu bebé

Grijalbovital

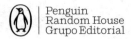

Trimestre cero
La guía integral y definitiva para optimizar tu salud y fertilidad antes de la concepción de tu bebé

Primera edición: julio, 2024

D. R. © 2023, Alejandra Ponce y Gabriela Hernández

D. R. © 2024, derechos de edición mundiales en lengua castellana:
Penguin Random House Grupo Editorial, S. A. de C. V.
Blvd. Miguel de Cervantes Saavedra núm. 301, 1er piso,
colonia Granada, alcaldía Miguel Hidalgo, C. P. 11520,
Ciudad de México

penguinlibros.com

ISBN: 978-607-384-711-7

Impreso en México – *Printed in Mexico*

*A quienes, en su camino a la concepción,
deciden vivirlo de forma consciente
sabiendo que sus decisiones moldearán la salud
de sus hijos para toda la vida.*

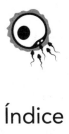

Índice

DOS
ESTILO DE VIDA EN EL TRIMESTRE CERO

TRES
RUTAS ALTERNATIVAS HACIA LA PATERNIDAD Y MATERNIDAD

Introducción

Imagina por un momento que cada decisión en tu vida, cada alimento que consumes y cada pensamiento que nutres antes de la concepción de tu bebé tiene el potencial de moldear el destino de su salud: no sólo en los primeros años, sino también en la vida adulta, y no sólo su salud (o la falta de ésta), sino también sus hábitos y gustos. Si te suena difícil de creer, debes saber que la ciencia de la salud preconcepcional lleva años estudiando y comprobando el alcance de las decisiones que tomamos en esta etapa, pero la información no había sido descrita de una forma sencilla, hasta hoy.

De entrada te pedimos que no sientas miedo por lo que eres capaz de crear y por el poder de tus decisiones, toma un respiro y velo como una gran oportunidad de aportar a tus futuros hijos protección ante enfermedades desde antes de nacer. Ahora que si ya eres madre o padre y estás comenzando a analizar las acciones previas a la concepción de tu bebé e intentando encontrar una correlación entre ellas y su estado de salud, detente y toma este libro como una guía de cómo modelar un estilo de vida saludable para tu hijo, ya que aún puedes ayudarle a cambiar su destino.

Desde que comenzamos a investigar y promover la salud preconcepcional nuestro propósito ha sido empoderarte como papá o mamá para que comprendas cómo aprovechar al máximo este periodo, decisión tras decisión, día tras día, para construir una base sólida de salud para tu familia.

Ya sea que tengas contigo a lo más preciado de tu vida, tu bebé, o te encuentres planeando traer uno al mundo, en este libro encontrarás una guía práctica, con bases científicas, y escrita por dos mamás expertas en nutrigenética y estilo de vida, cuyo fin es que vivas este proceso en compañía y con la menor incertidumbre posible.

Puedes pensar que esto es nuevo, que "no se hacía antes", pero no es así, lo que sucedió es que se dejó mucho tiempo en el olvido. En Estados Unidos se introdujo en 1979 el concepto de *cuidado preconcepción* con el fin de tomar acción sobre la salud de los padres, ya que esto tendría un efecto en sus hijos. Por lo general, las recomendaciones de salud comenzaban hasta que se lograra el embarazo, y se ha comprobado que en muchas ocasiones ya es muy tarde para actuar, pues ciertas malformaciones ya se llevaron a cabo, o se corre el riesgo de pérdidas gestacionales.

Además de lo anterior, hoy sabemos que la salud de un bebé no sólo depende y se correlaciona con el estilo de vida de la mamá, sino también de su padre. Todos estamos formados por material genético proveniente de ambos progenitores, y es por ello que los dos deben tener un cuidado adecuado que promueva una mejor salud en el bebé desde antes de su concepción.

Aun cuando esta información parece nueva, te aseguramos que todo lo que encontrarás en este libro lleva décadas de investigación y comenzará a ser parte de iniciativas de salud en los próximos años, y como pioneras en el tema, lo traemos a ti de una forma fácil de comprender y poner en práctica.

Este libro es para ti si en algún momento de tu vida quieres ser madre o padre, quizá no en los próximos meses, pero sí dentro de algunos años. Aprenderás cómo cuidar tu salud desde tu ADN, para cuidar a tu familia desde su ADN. El libro está escrito para ti que tienes o no pareja; que eres hombre, mujer, trans o no binario; que deseas donar o congelar tus espermatozoides u óvulos para preservar tu fertilidad; que deseas participar en el proceso como vientre subrogado. La Organización Mundial de la Salud (OMS) establece que todas las personas, sin importar su identidad de género o ideología, tienen derecho a ejercer la paternidad o maternidad si así lo desean, y la guía que te presentamos te ayudará a tener claridad en este proceso.

Nuestro objetivo al promover la salud preconcepcional va más allá de que se logre un embarazo saludable y un bebé con menor riesgo de padecer enfermedades, queremos comenzar un cambio que contribuya a una mejor salud en las próximas generaciones y estamos seguras de que ésta es la mejor forma de poner nuestro granito de arena. Cuando nos adentramos en este tema lo hicimos con la intención de ayudar a cumplir uno de los objetivos de la Meta 2 que propuso la Organización de las Naciones Unidas (ONU) (1) sobre el Desarrollo Global Sustentable para 2025. Este objetivo, conocido como "Hambre cero", establece: "Para 2030 se pondrá fin a todas las formas de malnutrición, incluso logrando, a más tardar en 2025, las metas convenidas internacionalmente sobre el retraso del crecimiento y la emaciación de los niños menores de cinco años, y abordar las necesidades de nutrición de las adolescentes, las mujeres embarazadas y lactantes y las personas de edad avanzada". Sabemos que lo anterior se puede lograr si fomentamos el cuidado de la salud preconcepcional, pues cuando se planea y prepara un embarazo se crea un ambiente más favorable (físico y emocional) para que los futuros padres reciban a su bebé, y al hacerlo se tiene un hijo con mejor salud.

En un gran número de países la edad en la que hombres y mujeres conciben a su primer bebé se ha ido retrasando. Según datos de 2020 de la Organización para la Cooperación y el Desarrollo Económicos (OCDE), en la mayoría de los países, entre 1970 y el año de la publicación de esta investigación, la edad para ser padre y madre se ha retrasado entre dos y cinco años. En países de mayor desarrollo económico esto se debe a que la mujer ahora tiene mayor acceso a la educación y hay mayor disponibilidad de métodos anticonceptivos. La edad promedio en que una mujer tiene a su primer hijo en la actualidad es a los 30 años, excepto en países de menor desarrollo, donde la edad es más reducida. Pareciera, entonces, que la edad en que se concibe (mayor ahora) es lo que ha aumentado la necesidad de optar por tratamientos de reproducción asistida (TRA) para poder lograr un embarazo exitoso, pero gran parte se atribuye a las decisiones de estilo de vida que se han tomado y que impiden que se lleve a cabo un embarazo.

Sabemos que el tema preconcepcional es complicado cuando familiares y amigos bienintencionados te abruman con consejos y recomendaciones para mejorar la fertilidad, o para que tu bebé nazca más saludable. Por ello, este libro te ofrece herramientas respaldadas por la ciencia para que evalúes y hagas los cambios en tu estilo de vida que sí tengan un efecto positivo sobre tu salud y fertilidad.

Tienes en tus manos un compendio de toda la información sobre salud preconcepcional que existe hoy en día. En las siguientes páginas encontrarás capítulos con los cuales comprenderás, por ejemplo, la importancia de llevar horarios de sueño adecuados para ti y cómo medirlos. Otro capítulo contiene información importante sobre el estrés cotidiano, y uno más que conecta con el proceso preconcepcional, así como consejos para poder manejarlo. Dedicamos varias páginas a los pilares de la nutrición. Es vital que los conozcas para que tu cuerpo tenga la mejor preparación posible para la reproducción. Más adelante aprenderás cómo es que el ejercicio físico te provee de una mejor salud no sólo a ti, sino también a tus futuros hijos y cómo los protegerá de una gran variedad de enfermedades. Este libro, además, puede usarse como una guía de estudios médicos que vale la pena realizarse previo al inicio de tu etapa preconcepcional y sirve para dirigirte con los especialistas que podrían atenderte en caso de que haya valores que puedan complicar tu proceso. De forma clara, con datos científicos, podrás comprender cómo es que hábitos nocivos a la salud impiden que un embarazo se lleve a cabo, así como los efectos que éstos traen a los bebés.

> Por la importancia que tiene la salud preconcepcional de ambos padres en la salud
> de sus futuros hijos, proponemos que se incorpore este periodo como parte del embarazo, es decir como el "trimestre cero".

Como verás, hay más factores que afectan las probabilidades de un embarazo y la salud de tus futuros hijos que sólo la edad de las personas, por lo que la razón de ser del libro es ayudarte a que evalúes y hagas ajustes en lo necesario para ti. Estamos seguras de que la información que aquí encontrarás servirá como una semilla que florecerá en un estilo de vida óptimo para traer una nueva vida al mundo. Una vida llena de salud que pueda disfrutar muchos años a tu lado.

¿Cómo llegamos a este libro?

¿Cómo llegamos las autoras de *Trimestre cero*, Alejandra y Gabriela, a profundizar tanto en el periodo preconcepcional? La historia comienza hace casi 15 años, en 2009. En aquel entonces Gaby era maestra en la universidad donde Ale estudiaba la carrera de nutrición. En su clase "Nutrición en el paciente grave" sus alumnos debían pasar horas en el área de terapia intensiva de un hospital. Ahí se les pedía hacer cálculos precisos y complejos para alimentar a pacientes en condiciones graves. Para la mayoría de los alumnos era una materia complicada, pues les exigía dedicación y comprensión. Sin embargo, una buena alumna no se olvida. Ale era de las que se cuestionaban (y se sigue cuestionando) todo, no se conformaba con explicaciones sencillas y, sobre todo, iba más allá de la teoría, pues veía al paciente como persona y no como sujeto de estudio. Ése fue el primer clic que hicieron. Por primera vez, después de años de impartir clases, Gaby se había identificado con una alumna, pues buscaba dar y enseñar un trato digno y empático a nivel hospitalario.

A partir de ese entonces comenzaron a hablar de varios temas, pero sobre todo de salud y nutrición. Ale le dijo a Gaby que no entendía por qué su papá se había infartado años antes, pues parecía una persona sana. Gaby le dijo que la respuesta que buscaba se encontraba en la nutrigenética y le recomendó que estudiara esa nueva rama de la genómica nutricional. Así que Ale investigó el mejor lugar para estudiar el tema y se fue a España a buscar sus respuestas. Por su parte, Gaby trabajaba en terapia intensiva y se cuestionaba si esos pacientes pudieron haber evitado su condición de gravedad con asesoría más personalizada por medio de la genética.

Cuando Ale regresó a México, con todo el conocimiento que había ganado y motivada a compartirlo con más personas decidió postularse a un puesto de profesora para impartir la materia de nutrigenética en una universidad. Sin embargo, a pesar de su pasión por la materia y su buen trabajo, que le hizo ganar un reconocimiento de profesor distinguido, por razones todavía desconocidas la despidieron de ese puesto. Un poco perdida, buscó a Gaby, su mentora, quien ahora residía en España, y ella le sugirió tomarse un tiempo para replantearse su futuro profesional. "No estudiaste eso para dar clases, Ale, lo hiciste para aplicarlo y que los pacientes obtengan los beneficios". La decisión de Ale fue hacer un viaje de introspección y recorrió a pie 250 km por el Camino de Santiago, en España, para reacomodar sus pensamientos, y al terminar su larga caminata se trasladó a Madrid para visitar a Gaby. En un principio, el objetivo de esa reunión era verse en persona después de años y kilómetros de distancia, pero por fortuna fue muchísimo más que eso. Sin planearlo, lo que empezó con un par de cervezas y varias tapas en el bar La Lateral, terminaría por cambiarles a ambas el rumbo de su vida profesional, pues comenzaron a gestar su proyecto de fertilidad, que hoy es este libro que está en tus manos.

Gaby había comenzado otra maestría y Ale la convenció de especializarse en nutrigenética. "Seamos las primeras en aplicarlo en México". El dicho de que "el mundo da muchas vueltas" aplica a la perfección en la relación profesional de Ale y Gaby, pues ahora Ale se convertiría en la maestra de Gaby, además de ser una de las directoras de su tesis.

Encontrar el tema de la tesis de Gaby no fue complicado, debido a nuestro acuerdo de nunca juzgarnos por malas ideas, sino construir sobre ellas para generar buenas ideas y proyectos. Y así, con esta confianza, a Ale se le ocurrió que si lo que buscamos es fomentar estilos de vida saludables, se debe hacer desde el comienzo de todo ser humano: su concepción.

Se basó en la teoría genética de que la salud de las personas también está determinada por el estado de salud del padre y la madre previo a la concepción. Es decir, si antes de que se unan el óvulo y el espermatozoide ya llevan en su material genético una carga de enfermedades, se incrementará el riesgo de que se puedan transmitir a su futuro bebé y quizá a más generaciones.

> La salud está determinada por lo que hicieron nuestros padres antes de que fuéramos concebidos, en el trimestre cero.

Para Gaby tuvo mucho sentido. Si siempre había querido buscar la forma de prevenir enfermedades graves, ahora tendría la oportunidad de promover la salud desde el inicio, desde antes de formarse un ser humano. Por eso, uno de los objetivos sería diseñar recomendaciones de alimentación y estilo de vida para mejorar tanto la producción como la maduración de espermatozoides y óvulos.

Sin darle más vueltas, desde ese mismo día nos hemos dedicado a leer y a estudiar el tema a profundidad. En aquel entonces diseñamos una investigación que serviría como proyecto final de la maestría de Gaby, pero que se convirtió en una pasión por la salud preconcepcional que hoy se ve reflejada en este gran libro y un proyecto de fertilidad y genética de gran éxito, y a pesar de que el camino no ha sido fácil para nosotras, la enorme motivación para seguir trabajando en esta área sigue fuerte.

Si bien existen publicaciones, como la trilogía de la prestigiosa revista científica *Lancet* (una serie de tres artículos científicos en una de las revistas de ciencia más importantes), y guías creadas por organismos como los Centros para el Control y Prevención de Enfermedades (CDC) y la ONU en materia de salud preconcepcional, en las cuales se ha demostrado el impacto positivo de las intervenciones en salud preconcepcional no sólo en la madre y el futuro bebé, sino también en la sociedad en general, poco se hace en la práctica clínica, sobre todo si no existe un diagnóstico de infertilidad. Es común ver que si un hombre y una mujer a simple vista gozan de buena salud, los médicos pasan por alto recomendaciones específicas y mucho menos indagan en su estilo de vida y cómo podría afectar al embarazo.

En el proceso de investigación que hemos llevado a cabo a lo largo de varios años nos hemos acercado a clínicas y centros de infertilidad. Ahí nos dimos cuenta de que en pocas clínicas se brindan recomendaciones de alimentación y estilo de vida como parte de la preparación para un tratamiento de reproducción asistida, y cuando se hacen son generales, no personalizadas.

Observamos que el peso corporal seguía siendo foco de atención para el personal de salud y que las recomendaciones que se dan tienden a ser generalizadas y sin una explicación detallada: "come más saludable" o "baja de peso", lo cual puede ser interpretado de formas diferentes por cada persona. También nos dimos cuenta de que la mayoría de los médicos se centran tanto en el diagnóstico como en los tratamientos de sus pacientes, así que el tiempo de atención es limitado y no pueden abarcar más aspectos del periodo preconcepcional. Caímos en cuenta de que la falta de recomendaciones de salud en este periodo sucede por desconocimiento o por la casi nula conciencia de su importancia. Son pocos los médicos y el personal de salud que incluyen en sus consultas este periodo, además de que las personas tampoco buscan este tipo de ayuda como parte de la preparación para ser padres. En las clínicas de infertilidad todo es *eres fértil o eres infértil*, por eso no piensan en la salud o en el estilo de vida, pues en la mayoría de estos lugares no se trata de eso. ¿Qué pasa si una persona es fértil pero no puede concebir?

Debido a esto, cada vez hay más casos de personas que tardan en concebir sin diagnóstico alguno de infertilidad, lo que las lleva a buscar remedios caseros y consejos de personas que no están calificadas, lo que puede retrasar aún más la paternidad. Es decir, buscan "asesoría" por su cuenta porque a nivel clínico no se las dieron. Por otro lado, en el mundo se sigue presentando un gran número de embarazos espontáneos en donde no se tomaron las medidas de salud pertinentes, lo que incrementa el riesgo en la salud de la madre y del futuro bebé.

En nuestro andar por el área de la fertilidad encontramos que hay una gran falta de planeación, que circulan conceptos erróneos, y que la mayoría de las personas busca ayuda, pero no siempre con un profesional enfocado en esta etapa de la vida. Vimos que poco se conoce del efecto epigenético en óvulos y espermatozoides relacionado con la alimentación y el estilo de vida de las personas que planean ser padres o madres y que hay un vacío de información que se debe llenar, por lo que decidimos que lo que comenzó como una idea para hacer una tesis tenía que extrapolarse y llegar a más gente. Por eso llevas este libro en las manos.

Nosotras lo vemos así: es como la construcción de un edificio, para la cual se necesitan arquitectos e ingenieros. En el periodo preconcepcional y en temas de fertilidad estarán los médicos y especialistas en medicina de la reproducción, que serán los ingenieros que trabajarán durante la construcción del edificio, pero antes de ellos se necesitó de un arquitecto o arquitecta que diseñara todo el plan para construir. Esas somos nosotras.

UNO

Conceptos clave de la salud preconcepcional

Imagina que deseas cultivar una flor. Sabes que necesitarás lo básico: una maceta, tierra fértil, una semilla y agua. Así que siembras la semilla, la riegas y esperas. En este proceso, y sobre todo si careces de experiencia en jardinería, te pueden invadir dudas sobre si la planta crecerá saludable, si florecerá y cuánto tiempo vivirá.

Muchas de las personas que se embarcan hacia el viaje de la paternidad y maternidad pueden enfrentar esa misma incertidumbre, donde a primera vista todo parecería muy sencillo: sólo se necesita que un espermatozoide encuentre a un óvulo, similar a cómo una semilla se planta en la tierra, se riega y se espera a que florezca o dé frutos. Sin embargo, en la actualidad la ciencia y el conocimiento de la genética han demostrado que en los seres humanos es un proceso más complejo, con muchas variables y factores que pueden influir en el resultado, por lo que al igual que buscarías la orientación de un jardinero o investigarías sobre cómo cultivar una planta, te animamos a adentrarte en la salud preconcepcional. Queremos potenciar todas esas variables que contribuirán a que logres un embarazo y éste termine en un hijo con salud. Hoy sabemos que sólo enfocarse en la salud durante el embarazo no es suficiente. Debes preparar tus células sexuales para este proceso.

Un bebé es el resultado de la unión de un espermatozoide y un óvulo. Cada una de estas dos células lleva un material genético propio que, al momento de la concepción, se une con la otra célula para formar una combinación única de genes que será un nuevo ser humano. El ADN contenido en cada célula nunca cambia, es decir, no podemos cambiar su información y la herencia que enviaremos. Sin embargo, es posible afectar la función de los genes con nuestro estilo de vida, para bien o para mal. Estas afectaciones pueden ser protectoras y prevenir enfermedades, o bien acelerar que éstas se presenten.

> Esto, a grandes rasgos, es lo que se conoce como epigenética: marcas que agregamos al ADN que prenden o apagan los genes.

Al ser expertas en nutrigenética, estilo de vida y salud preconcepcional, ambas hemos trabajado durante los últimos años en promover un estilo de vida saludable que consiste en alimentación, actividad física, descanso, salud emocional y evitar sustancias adictivas con el objetivo de proteger el material genético de óvulos y espermatozoides para toda aquella persona que quiera ser padre o madre algún día y, más importante, que sus decisiones se reflejen no sólo en la salud de sus hijos e hijas, sino en la de las siguientes generaciones, porque todas las decisiones que tomamos se verán reflejadas hasta por tres generaciones.

Salud preconcepcional

La mejor forma de predecir el futuro es crearlo.
Peter Drucker

La salud preconcepcional cobra gran relevancia a partir de que la genética y la epigenética (el estudio de los genes y su capacidad de expresión) ponen al descubierto que los óvulos y los espermatozoides cargan, como podríamos decir, un resumen de los genes y el estilo de vida que los papás tuvieron durante al menos los tres meses previos a la concepción, ya que es el tiempo aproximado que tardan en formarse y madurar estas células en el cuerpo.

La información escrita en dichas células es la que programará la salud (o enfermedad) de una persona desde antes de la concepción hasta su edad adulta. Es decir, el futuro bienestar de un bebé depende, en gran parte, del estado nutricional y del estilo de vida del padre y la madre previo a la concepción (o congelación de los óvulos y los espermatozoides que fecundarán para formar un embrión). Recordemos que un bebé es el resultado del 50 % del material genético del espermatozoide y del 50 % del material genético del óvulo, por lo que no se puede dejar a nadie fuera de la ecuación. La salud preconcepcional está dirigida por igual a hombres y mujeres y es un proceso educativo donde aprenderán a elegir para las materias primas de mayor calidad que, al menos, disminuyan el riesgo de enfermedades para sus futuros hijos.

Prepararse para ser mamá no es algo nuevo, pero para ser papá sí. Las creencias sobre cómo lograrlo varían en todo el mundo. En muchos países de Latinoamérica se recomienda, por ejemplo, que las mujeres coman más y suban de peso como método de preparación para el embarazo. Incluso se habla de consumir atoles o bebidas con masa de maíz y azúcar diseñados para esta etapa en particular. Y en otras partes se pide lo contrario, con consejos que orillan a las mujeres a perder peso. En algunos países asiáticos recomiendan que la habitación donde se planea concebir al bebé esté decorada con ciertos colores y tonos que propicien la fertilidad, mientras que en otros se hacen rituales de bendición hacia el útero de la futura madre para que atraiga a un bebé. En México continuamos viendo recomendaciones como la de convivir con parejas padres de recién nacidos con el objetivo de "calentar el útero" de la mujer. Ésta es una frase coloquial que se refiere a "preparar" el cuerpo para acelerar el embarazo. La mayoría de estas creencias no sólo carecen de evidencia científica, sino que algunas de ellas pueden dañar la salud de quien las sigue (la madre) y la de sus futuros hijos. Además, conllevan falsas esperanzas de mejorar la fertilidad o lograr la meta en menor tiempo.

Existen documentos de la antigua Grecia que relatan cómo los espartanos alentaban a sus mujeres a ejercitarse y mantenerse en buena forma física porque creían que las mujeres fuertes y saludables tendrían una mejor capacidad para concebir y darían a luz hijos sanos y vigorosos.[1] Ellos ya deducían, sin pruebas científicas, sólo con su observación, que la salud de las mujeres previa al embarazo tendría un impacto positivo. Las entrenaban para ser "mujeres de alto rendimiento" y que se viera reflejado en una civilización más poderosa. A pesar de que se ha demostrado que las recomendaciones en salud preconcepcional vienen desde la Antigüedad, es hasta años después, con el estudio de la genética, que se incluye a los hombres también en la salud preconcepcional. Por lo que ahora enfocarse solamente en mujeres es ver sólo el 50 % de la ecuación.

No sabemos con exactitud cuáles eran las recomendaciones de los espartanos y otras civilizaciones que buscaban ser los más fuertes y conquistar más tierras. Sin embargo, en la época actual los consejos en salud preconcepcional continúan. El problema es que en su mayoría no provienen de personas con conocimientos especializados en el tema, sino de las mismas mujeres, quienes de boca en boca han ido aconsejando a otras sobre las mejores formas de lograr un embarazo. Aunque, claro, la intención ya no es que la siguiente generación sea más fuerte y poderosa, sino más saludable y disminuir con ello el riesgo de enfermedades.

Las mujeres que se acercan a nosotras llegan con mil y una dudas sobre lo que han escuchado para incrementar su fertilidad, concebir y llevar un embarazo saludable. La mayoría, de hecho, nos ha expresado su temor por desprenderse de "los consejos de la abuela", pues según ellas, de no seguirlos, nunca podrían embarazarse o, si sucediera, el bebé nacería con alguna complicación. Para sumarle al problema, al transmitirse los consejos sólo entre mujeres, muchas siguen pensando que la fertilidad, el dilema de la concepción y la responsabilidad de la salud de sus hijos recae sólo en ellas y no en sus parejas.

Jimena, por ejemplo, se asustó cuando leyó la palabra *espárragos* en el menú que le recomendamos consumir. Su tía abuela le había dicho que si los comía jamás se podría embarazar. A Marcela le dijo su mamá que sólo podría quedar embarazada si tenía relaciones en ciertas fases del ciclo lunar. Fabiola había escuchado, por parte de sus primas, que comer mandarinas aumentaría su posibilidad de embarazo. Las ideas de Jimena, Marcela y Fabiola carecían de fundamento, pero eran consejos que recibieron durante una etapa de vulnerabilidad y las ejecutaban por el gran deseo de concebir, además de que estaban luchando contra décadas de condicionamiento. Sin embargo, si te fijas en estos consejos, nadie involucra a la pareja responsable del otro 50% del material genético, y con ello aumenta la carga emocional de la futura madre, haciéndola responsable de todo lo que pueda suceder.

Cuando las personas toman la decisión de planificar el embarazo, por lo general son las mujeres quienes implementan cambios en su alimentación y su estilo de vida. La mayoría de las veces se enfocan en embarazarse rápido y no en mejorar su salud y la de sus futuros hijos. Por otro lado, si el hombre se considera "saludable", no se involucra de la misma forma. Nuestro trabajo, y el de todos los que formamos parte de este proceso, es crear conciencia sobre lo siguiente:

No se trata de buscar un embarazo lo más pronto posible, sino lo más saludable posible, en el que se incluya a ambos portadores de los genes del futuro bebé dejando claro que un bebé es producto de un espermatozoide (50%) y de un óvulo (50%).

En una ocasión llegó al consultorio de Gaby una pareja que un año antes había decidido que era momento de comenzar a intentar su embarazo y lo primero que hicieron fue consultar con su médico. En la consulta, el doctor les dijo que ambos tenían un peso mayor al establecido como "normal" y la única recomendación que recibieron fue la de adelgazar si querían concebir. Con mucha prisa, ambos buscaron en internet la dieta más efectiva para bajar de peso. Por sus ganas de ser padres, la siguieron al pie de la letra durante tres meses. Aunque bajaron de peso, nunca llegaron al número que les había recomendado su médico, pero se sentían felices por el cambio. Cuando se sintieron en el mejor punto de la dieta, decidieron que era momento de buscar el embarazo. Confiados, esperaban la buena noticia de inmediato, pero luego de varios meses, nunca llegó. ¿Por qué no podían concebir? ¡Habían bajado de peso tal como su médico les pidió! Regresaron con él para buscar respuestas. El doctor, ahora sí, les pidió estudios de laboratorio para indagar qué estaba mal. Cuando volvieron con los resultados, encontraron deficiencias nutricionales incompatibles con un embarazo: hierro, folato y vitamina D_3, y lo más seguro es que las hubieran desarrollado en los meses recientes, por su dieta restrictiva. En su búsqueda de un número en la báscula se olvidaron de nutrirse, además de que el médico jamás lo mencionó.

Cuando llegaron con Gaby, ella les explicó que lo primero era cambiar su mentalidad sobre el peso, ya que éste no es sinónimo de salud ni de fertilidad.

> Todas las estrategias preconcepcionales deben enfocarse en la prevención de enfermedades para la mamá y el bebé.

Con un plan de un año en forma y análisis continuos para confirmar que su nutrición fuera óptima, lograron el embarazo que tanto deseaban.

> La salud preconcepcional no se trata de que sigas dietas estrictas o de moda, tampoco de bajar de peso lo más rápido posible.

Mucho menos de pasarte con el ejercicio para ser más fuerte, como los espartanos. El significado de salud preconcepcional cambia cuando se ve desde el punto de vista individual, de pareja o desde la salud pública. En cada una encontraremos recomendaciones distintas. Por ejemplo, habrá quienes quieran ser padres o madres y no tengan o quieran una pareja para el proceso. ¿Qué tal aquellas personas que quieren ayudar a otras a tener bebés, como en el caso de quienes donan esperma, óvulos, y mujeres que se preparan para ser vientre subrogado? Desde el punto de vista de la política pública, el tema debería tratarse con intervenciones sólidas, sobre todo en países de América Latina, en donde se encuentra el mayor número de embarazos no deseados y con ello existe mayor riesgo de muerte materna e infantil. Desde esta perspectiva, la salud preconcepcional se enfoca en la planificación familiar, educación sexual, la importancia de evitar hábitos nocivos y considerar suplementación nutricional en grupos de edad sexualmente activos.

La salud preconcepcional, por lo tanto, se refiere a una serie de intervenciones enfocadas en identificar factores de riesgo en hombres y mujeres y tomar un periodo de al menos tres meses para modificarlos.

Este periodo, al que nosotras llamamos *trimestre cero*, tiene el objetivo de contribuir a la formación de óvulos y espermatozoides de calidad y, por ende, a embarazos de menor riesgo y bebés más saludables.

La revista *Lancet* publicó en 2018 una serie de artículos sobre este tema,[2] con una lista de intervenciones de salud para potenciar la calidad de las células sexuales, agrupadas según las diferentes etapas de vida:

- **Infancia y adolescencia, antes de comenzar una vida sexual activa.** Se enfoca en que los padres modelen buenos hábitos de salud para que sus hijos e hijas los adopten y mantengan. Aquí se forman los cimientos de un estilo de vida saludable.
- **Personas con vida sexual activa sin la intención de concebir.** Es necesaria la identificación de factores de riesgo que puedan afectar un embarazo (hábitos nocivos, deficiencias nutricionales, etc.) y crear conciencia sobre el uso de métodos anticonceptivos efectivos, porque en estos casos siempre existe el riesgo de un embarazo no planeado.
- **Personas con la intención de ser padres.** En esta etapa vive la mayoría de los lectores de este libro. Se distingue por la inversión de pensamiento, tiempo y esfuerzo en lograr un embarazo. Se debe promover la salud preconcepcional mediante estrategias sencillas y, en caso de ser necesario, atención personalizada.
- **Personas con la intención de volver a pasar por un embarazo.** Esta etapa se caracteriza porque quien la vive ya tiene alguna idea sobre salud preconcepcional, por lo

que pueden reactivar comportamientos útiles o valiosos. Lo malo, y con lo que nos hemos topado, es que en ocasiones no hay tanta apertura a recibir nuevas recomendaciones o información actualizada. Por lo tanto, las estrategias en esta etapa deben tomar en cuenta la información y experiencias previas. De hecho, existe un periodo interconcepcional, durante el cual no existe la intención de un embarazo en un futuro próximo, pero se lleva una vida sexual activa. La importancia de crear conciencia aquí es que durante el primer año después de un parto las hormonas de las mujeres se mantienen inestables y su estado nutricional podría seguir agotado, por lo que un embarazo no planeado incrementa los riesgos en la madre y en el bebé en esta etapa.

Los Centros para el Control y Prevención de Enfermedades (CDC, por sus siglas en inglés) de Estados Unidos publicó en 2020 un reporte donde resalta la importancia de darles seguimiento médico a las madres durante el primer año después de haber dado a luz. Se dieron cuenta de que las muertes maternas van en aumento por múltiples factores, entre ellos el ajuste por el que pasa el corazón de la madre después de un parto, los riesgos en la salud que trae la falta de sueño, el desajuste hormonal que aumenta el riesgo de trombos y la falta de nutrientes. Por ello es que, en especial las mujeres, deben tomar la etapa interconcepcional como un nuevo trimestre cero.

Las razones por las cuales los hombres y las mujeres deben cuidar su salud son imposibles de ignorar.

> Quienes buscan ser padres desean que sus hijos gocen de una vida saludable, y lo lograrán implementando cuidados desde antes del embarazo.

Está comprobado que un estilo de vida sano surtirá efecto sobre las posibilidades para lograr un embarazo espontáneo, la efectividad de los tratamientos de reproducción asistida (TRA), así como la disminución del riesgo de abortos y futuras enfermedades en los hijos.

Desde el punto de vista de la ciencia, el concepto de salud preconcepcional se centra en encontrar e implementar estrategias que optimicen la formación de las células sexuales. Este proceso, llamado gametogénesis (*gameto* = célula sexual, *génesis* = comienzo o formación), ha cobrado interés desde hace unos años y es diferente en hombres y mujeres, pues ellas crean óvulos (ovogénesis) y ellos espermatozoides (espermatogénesis). En promedio, en ambos, el proceso de formación y maduración de estas células dura entre 60 y 90 días, de ahí nuestra idea de llamarlo *trimestre cero*. Ya que estas células cumplen una única función de pasar los genes a las siguientes generaciones, las estrategias de salud preconcepcional se orientan a una formación óptima del ADN, la división de cromosomas y la protección de los genes. Lo ideal es que cuando se lleve a cabo la fecundación (unión de óvulo-espermatozoide) el ADN que se combine sea de la mejor calidad posible, ya que esto determinará en gran parte la salud del bebé durante su vida uterina, primera infancia, adolescencia y hasta edad adulta.

> La evidencia es clara: el estilo de vida de los padres impacta la salud de hasta tres generaciones (la actual, sus hijos y sus nietos).

Lo que tus abuelos hicieron antes de concebir a tus padres influye en tu salud hoy. El ejemplo sobre el que existe más información hasta la fecha es el estudio del efecto de la hambruna holandesa de 1944.

A finales de la Segunda Guerra Mundial muchas ciudades de los Países Bajos fueron sitiadas por los nazis con el objetivo de impedir la entrada de alimentos. Esto causó estragos en la salud de la población y mató de hambre a más de 20 000 personas. Los primeros en estudiar a estas poblaciones años después, en 1975, fueron los médicos Zena Stein y Mervyn Susser,[3] pues querían demostrar que la desnutrición de padres y madres previo al embarazo trae efectos negativos en la salud de los hijos, algo que se había estudiado y comprobado en experimentos con animales.

Estudiaron a jóvenes que habían sido concebidos durante la hambruna de 1944, con ambos padres en estado de desnutrición severa, y observaron que la mayoría de ellos mostraba un peso mucho mayor al promedio de la población del país en ese momento. Ese dato captó la atención de científicos en todo el mundo y los motivó a continuar investigaciones con este grupo de personas donde las conclusiones hasta ahora han sido que los descendientes de las víctimas de la hambruna del 44 son más propensos a padecer enfermedades del corazón, depresión, envejecimiento acelerado y cáncer. A pesar de que los resultados del estudio de la hambruna holandesa se publicaron hace varios años, no es hasta la actualidad que las ciencias relacionadas con el cuidado de la mujer y la primera infancia establecieron una relación con estos hallazgos con la idea de promover la salud preconcepcional.

Quizá leer esto te haya puesto a pensar en lo que hicieron o dejaron de hacer tus abuelos y en cómo vives tu presente. Sin embargo, ten la certeza de que no estás condenado a enfermar por lo que ellos hicieron antes de concebir. Más bien, puedes cambiar tu historia y la de tu descendencia si comienzas a llevar a cabo cambios positivos, aunque sean milimétricos.

El objetivo de las estrategias de salud que proponemos para el trimestre cero a lo largo de este libro es darles una mayor protección a los genes que se pasan de padres a hijos.

Debido a que los códigos se copian al azar, es imposible evitar heredar enfermedades. Sin embargo, podemos aportar elementos que ayuden a "silenciarlas" durante el mayor tiempo posible. Este estudio y proceso es lo que conocemos como epigenética. Si bien el ADN está escrito con tinta indeleble, los marcadores epigenéticos que las silencian están escritos con lápiz.

¿Es posible "blindar" la salud de mis hijos?

Cuando usamos el término *blindar* nos referimos a intentar copiar los candados (marcas epigenéticas) cerrados en los genes de nuestros hijos previo a su concepción. Específicamente hablamos de los genes relacionados con enfermedades para disminuir el riesgo de que éstas se presenten. Siempre intentaremos protegerlos lo más posible, tanto con estas marcas epigenéticas como promoviendo en ellos un estilo de vida saludable, a pesar de que las decisiones que ellos tomen no dependerán de nosotros. No obstante que no podremos blindar completamente la salud de nuestros hijos, sí podemos aumentar sus posibilidades de tener una vida más saludable si tanto el padre como la madre toman las riendas de su salud desde antes de la concepción.

Contamos con amplia evidencia científica que demuestra que el consumo de drogas, alcohol, el tabaquismo, una alimentación poco saludable, el sedentarismo, el estrés continuo, sueño inadecuado y ciertos medicamentos generan sustancias que atacan directamente al ADN de los óvulos y los espermatozoides. Estos ataques del exterior hacia el material genético producen alteraciones y mutaciones que incrementan el riesgo de enfermedades en los hijos. Por lo tanto, los cambios positivos en el trimestre cero traerán una variedad de beneficios:

- Mejorar la calidad del óvulo y del espermatozoide, no sólo a nivel genético sino también en su forma física (morfología), lo que es indispensable para la fecundación.
- Reducir el riesgo de enfermedades crónicas en los padres y, por lo tanto, el riesgo de que se transmitan a sus hijos.
- Reducir el riesgo de defectos congénitos, que ocurren mientras se está desarrollando el bebé dentro del vientre materno en los primeros tres meses de gestación.
- Prevenir complicaciones del embarazo, como preeclampsia, parto prematuro y diabetes gestacional. Todas éstas pueden tener un impacto negativo en la salud física y cognitiva del bebé.
- Disminuir el riesgo de abortos espontáneos.
- Disminuir el riesgo de enfermedades en los futuros hijos, como diabetes, cáncer, hipertensión y enfermedades neurológicas.

La salud preconcepcional incluye a los hombres

En 2017 Ale impartió una conferencia que, sin saberlo, daría inicio a una ola de interés sobre la salud preconcepcional en México. La plataforma TED la invitó a platicar sobre el tema con su ponencia "Pasa la mejor versión de ti". Al final de su charla hizo énfasis en algo que para muchas personas resultó una sorpresa:

> La salud preconcepcional también incluye
> a los hombres.

Durante la conferencia, Ale habló sobre cómo la ciencia ha demostrado que, aunque la mamá sea una persona saludable, si el papá está deficiente en vitaminas clave durante la formación de espermatozoides, existe también el riesgo de pérdidas prenatales, malformaciones y otros problemas que antes sólo se relacionaban con la salud de la mamá durante el embarazo, ni siquiera antes.

El conocimiento que hoy tenemos sobre la anatomía, fisiología y función del espermatozoide ha abierto las puertas hacia nuevas intervenciones nutricionales y de estilo de vida que influyen sobre la salud de la descendencia. Pero esta información es nueva, apenas comenzó a promoverse entre científicos del área en 1990, aunque de manera vaga, sin un llamado a la acción. En los últimos 10 años la atención se ha dirigido a este sector y los descubrimientos han sido útiles para la creación de recomendaciones más personales, pero que a su vez contribuyen a escala poblacional en la erradicación de enfermedades en las siguientes generaciones.

Es importante promover la salud preconcepcional en los hombres. En 1992 se publicó un artículo científico en el cual el autor concluyó que "los informes publicados en todo el mundo indican claramente que la densidad del esperma ha disminuido apreciablemente durante 1938-1990".[4] Después de aquella publicación, otros científicos en diferentes países comenzaron a estudiar la tendencia y en 1997 se publicó otra investigación que señalaba que la disminución en la densidad espermática se debía a factores ambientales y de estilo de vida de los hombres en países occidentales y que esto no sucedía tan rápido en países asiáticos.[5] En otro estudio que se publicó en el año 2000 se analizó y comparó la calidad de los espermatozoides de hombres en diferentes países (Estados Unidos, algunos de Europa, y Australia) y se observó que, con el tiempo, todos presentaban una disminución en la densidad espermática de entre el 1.5 y 3 % al año.[6]

La importancia de la salud preconcepcional en los hombres no sólo radica en revertir la tendencia mundial en la disminución de la calidad y la cantidad de sus espermatozoides, sino en crear conciencia sobre lo que sus hábitos pueden ocasionar a sus futuros hijos e hijas. Si extrapolamos esto a un escenario apocalíptico, ¿podría ser esto el inicio del fin de la humanidad? Quizá. Aunque algunos libros y películas han creado escenarios del fin del mundo. Llama la atención que tanto en los escenarios de Hollywood y la literatura como en la ciencia, antes se apuntaba a un problema en la mujer, cuando en realidad las investigaciones actuales nos muestran que todo esto tiene más probabilidad de ser ocasionado por la falta de salud en los hombres.

Es aquí donde comienza nuestra misión de crear conciencia, de difundir todo aquello que sabemos respecto del tema y promover que las intervenciones en el periodo preconcepcional sean dirigidas a hombres y mujeres por igual sin importar si existe algún diagnóstico de infertilidad o no.

"No entiendo por qué mi esposa me trae aquí con ustedes", nos dijo Juan, un hombre de 35 años, con hábitos de salud que iban desde fumar tabaco y mariguana de manera ocasional, hasta tomarse demasiadas copas (entre cerveza y licor) los fines de semana. Nos dijo esto a pesar de que él y su esposa llevaban dos años intentando concebir. Por fortuna, Juan se mostró receptivo al escuchar la ciencia detrás de lo que explicamos, pues al final sólo necesitaba encontrarle sentido al cambio de hábitos que su esposa tanto le pedía. Para comprender el efecto de la salud sobre los espermatozoides es importante conocerlos desde su creación, conformación, maduración, hasta su tiempo de vida y muerte, es decir, su ciclo de vida útil.

Hasta ahora ha quedado claro qué es un espermatozoide, y lo que sigue es entender cómo se forman. El proceso sucede en los testículos a partir de la pubertad, en el periodo entre los 11 y 13 años. La señal de inicio de esta etapa es la secreción pulsátil nocturna (de aquí la importancia de un buen ciclo de sueño, del que hablaremos más adelante) de una hormona en el cerebro llamada GnRH, que estimula el crecimiento testicular y con ello la formación de otras dos hormonas: FSH y LH. La primera es útil para activar las células de Sertoli, que se harán cargo de crear los espermatozoides, mientras que la LH produce la testosterona en las células de Leydig, para que las de Sertoli mantengan su función. Una vez que las células de Sertoli están activas y hay suficiente testosterona, es cuando las primeras células del proceso, llamadas espermatogonias, comienzan a crecer y dividir su material genético para formar los espermatozoides.

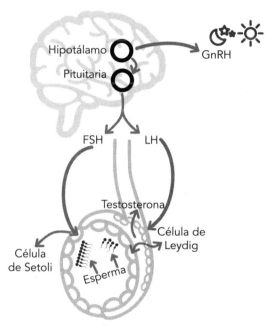

De una espermatogonia deben salir cuatro espermatozoides. Este proceso de multiplicación y posterior división de material genético se llama *meiosis*. En éste, lo primero que sucede es que la espermatogonia, que tendrá por lo general 46 cromosomas, duplicará su material genético (92 cromosomas). Después pasará por su primera división a dos células de 46 cromosomas —en la que el material genético ya comenzó a mezclarse—, para finalizar con la segunda división en otras dos células de 23 cromosomas cada una, que llevan por nombre, ahora sí, espermatozoides.

Los cromosomas se dividen por medio de túbulos que los jalan hacia los extremos opuestos para por fin dividir las células. Se llama *aneuploidía* cuando estos túbulos no son capaces de dividir de manera equitativa los cromosomas. Si eso sucede, existe el riesgo de que se formen espermatozoides con un número cromosómico que pudiera ser incompatible con la vida o traer afectaciones físicas y en el desarrollo, como es el caso de bebés que nacen con una tríada de cromosomas específicos en lugar de que sólo exista un par de ellos, como las trisomías 21 (síndrome de Down), 18, 13 o 23, o aquellos en los que falta un cromosoma sexual y se desarrolla el síndrome de Turner, entre muchos otros.

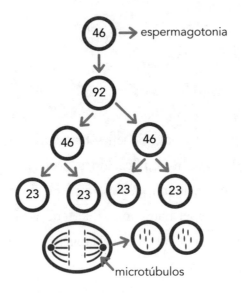

Es importante conocer el proceso de creación de un espermatozoide porque se compone de reacciones fisiológicas rápidas, pero que dependen de pequeñas dosis de nutrientes para llevarse a cabo de manera adecuada o de la exposición de tóxicos ambientales que puedan causar errores en el proceso.

Por ejemplo, cuando un hombre no duerme bien, la primera hormona que lleva a cabo este proceso (GnRH) no llega a niveles adecuados y la testosterona baja, dando como resultado una menor calidad espermática. Por otro lado, la disminución de oxigenación a nivel testicular (por tabaquismo, por ejemplo) afecta a los microtúbulos que dividen los cromosomas en células de 23, y esto es causa de aneuploidías, que la mayoría de las veces resulta en embarazos que se pierden en los primeros días o que ocasionan malformaciones o un desarrollo inadecuado físico o intelectual en el bebé que los padece. Por lo tanto, debe cuidarse el proceso de formación y maduración de un espermatozoide con el estilo de vida.

Después del proceso de división celular, el resultado debe ser de cuatro células que no sólo tengan la cantidad de cromosomas compatibles con la vida y la salud, sino espermatozoides cuya forma (una cabeza, un cuerpo y una cola) sea la adecuada para el trabajo que deberán lograr: la fecundación.

El material genético se encuentra dentro de la cabeza y, aunque es un núcleo de gran tamaño, carece de capas de protección que sí tienen otras células, puesto que debe tener oportunidad de unirse con el óvulo y fecundarlo con rapidez.

Esto, que es una ventaja para la creación de una nueva vida, también lo hace susceptible a daño causado por hábitos y factores ambientales que rodean al hombre. Es decir, es más fácil borrar el "blindaje epigenético" del que hablamos y así se aumenta el riesgo de diferentes enfermedades. Si un espermatozoide envía genes de riesgo silenciados, hay mayor protección durante la vida de ese futuro bebé, pero si éstos se activan, como lo que sucede cuando un hombre se expone a sustancias como la mariguana en los 60 días previos a la concepción, se puede perder esa protección.

Las otras partes de un espermatozoide, el cuello y la cola, aun cuando carecen de material genético, son las que ayudan a generar el movimiento para que pueda recorrer la distancia hasta llegar al óvulo. El cuello es el espacio grueso donde se encuentran las mitocondrias, que forman la energía de la cola para mover el esperma; éstas se podrían comparar con la gasolina que necesita un coche para andar. La energía en este espacio y la formación correcta del cuello del esperma ayudan a que esta célula avance desde el cérvix hasta el óvulo, que puede hallarse en el útero o en las trompas de Falopio, una distancia de 5-10 centímetros, pero que si escalamos al tamaño de las células equivale a que un humano camine entre 600 y 650 kilómetros. Por eso, la nutrición y el estilo de vida adecuados durante la formación y maduración de los espermatozoides promueven un correcto aporte energético para que recorran este largo camino dentro del sistema reproductor femenino.

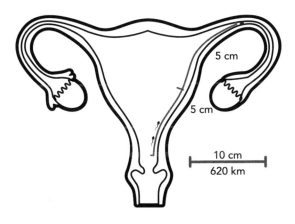

En cada eyaculación habrá una combinación entre espermatozoides maduros, otros que ya están en su última etapa del ciclo de vida y algunos que seguirán sin la maduración correcta como para llevar material genético al óvulo. Es por ello que se debe promover un estilo de vida saludable al menos durante los 90 días previos a la concepción, pues la formación de estas células dura 60 días y su maduración 30 días más. Así, incluso aquellos espermatozoides que se encuentren en su última etapa de vida podrán tener la mejor calidad posible como para darle una oportunidad de vida saludable a la descendencia.

Dicho lo anterior, ¿qué espermatozoide terminará fecundando el óvulo? Es imposible asegurarlo, pero estudios en laboratorio han demostrado que podría ser aquel con mejores características, el más rápido, con más energía y mejor forma. No importa la cantidad de cromosomas, pues el que haya madurado mejor logrará llegar al óvulo antes que los demás, ingresar y combinar su material genético. Es ahí donde, cuando la cantidad de cromosomas es incompatible con la vida, el embarazo se detiene y el embrión muere. Por eso es tan importante hacer todo lo posible para que no sólo el espermatozoide se forme bien, sino que madure de la misma manera.

Juan, el paciente que no entendía por qué su esposa lo había llevado a consulta, pudo identificarse con cada punto. Al final, nos preguntó si los cambios en el estilo de vida debían ser para toda la vida. Si bien para fines de un embarazo los hombres deben mantener los buenos hábitos durante al menos tres meses antes de buscar el embarazo, recomendamos ir más allá. Como ejemplo, le preguntamos por el estilo de vida que vio en sus padres, y nos dimos cuenta de que era muy similar al que él vivía en la actualidad. Le dijimos que si él no quería que sus hijos vivieran los mismos tropiezos, lo mejor sería que comenzara a cambiar para bien y para siempre, y así se convierta en el referente de sus hijos para llevar una vida de salud.

Juan ya tiene dos hijos, y al menos ha dejado de fumar mariguana y ahora bebe alcohol con moderación.

La salud preconcepcional en las mujeres comienza con las abuelas

Existe un lazo fuerte entre nietos y abuelas maternas. La ciencia dice que esto va más allá del mero amor de abuela, es una relación que va hasta cuando las abuelas maternas estaban embarazadas. El vínculo comienza en cuanto se forman los óvulos de las madres que después les darán vida a sus nietos, algo que sucede cuando todavía no han nacido. Es decir, somos, en parte, el resultado de lo que nuestras abuelas hicieron durante el embarazo en que cargaban a nuestras madres.

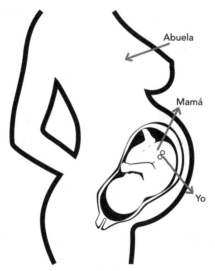

Los óvulos son las células sexuales femeninas y se forman dentro de los ovarios en un proceso llamado *ovogénesis*. Los óvulos, al igual que los espermatozoides, son las células que darán vida a un nuevo ser y contienen sólo la mitad del material genético de un bebé al momento de la fecundación.

La ovogénesis empieza desde el vientre materno, en los primeros meses de gestación, cuando se forman los ovarios con sus ovocitos de los embriones femeninos, y para la pubertad madurarán y se convertirán en óvulos. Esto quiere decir que desde que una mujer se encuentra en el vientre materno ya se ha definido el número de ovocitos que va a tener para el resto de su vida y que, a diferencia de los espermatozoides que se siguen produciendo, son finitos.

Los ovocitos necesitan madurar para ser expulsados mes con mes, proceso que, al igual que en los hombres, comienza durante la pubertad. El inicio se dará por medio de la secreción pulsátil nocturna de GnRH para estimular las hormonas FSH y LH, que ayudarán a la maduración de los ovocitos cada mes y a mantener niveles adecuados de estrógenos y progesterona, creando así el ambiente ideal para un bebé.

Cada mes, gracias a dichas hormonas se envían señales donde se preseleccionan entre 10 y 20 ovocitos que comienzan a crecer dentro de un folículo que se asemeja a un saco de agua, el cual contiene los nutrientes necesarios para su maduración, donde éstos son el reflejo de la salud que la mujer ha tenido en los meses previos. Este proceso, que dura aproximadamente dos semanas, lleva a cabo una división celular parecida a la de los espermatozoides. Así tenemos el primer ovocito (también llamado *ovogonia*) que es reclutado para crecer ese mes. Éste debe llevar 46 cromosomas, los cuales serán duplicados para pasar por una primera división en dos células de 46. De éstas, sólo sobrevive una de 23 cromosomas que se dividirá de nuevo resultando en dos óvulos de 23 cromosomas, donde por lo general sólo uno será expulsado mientras que el otro se reabsorbe y se deshace. Este óvulo es el que recorrerá el sistema reproductor femenino para encontrar a un espermatozoide.

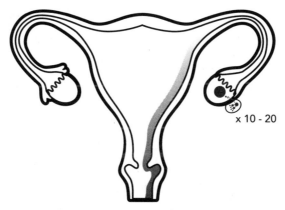

x 10 - 20

Mientras que los espermatozoides viven en promedio de cuatro a cinco días en el cuerpo de la mujer, el óvulo sólo puede ser fecundado durante 24 horas. Por esta razón más adelante hablaremos sobre cómo optimizar la frecuencia de las relaciones sexuales para aumentar las probabilidades de lograrlo (te adelantamos de una vez que no es "entre más, mejor").

Dentro del útero de la mujer, a la par que se crean los óvulos, se crea una capa de vasos sanguíneos, llamada *endometrio*. Éste se asemeja a un colchón sobre el cual el óvulo ya fecundado podrá implantarse para comenzar a nutrirse y crecer.

El estado nutricional preconcepcional de la mujer es un factor determinante para que una vez formado el embrión éste se alimente, ya que

> durante los primeros días de gestación no hay circulación materno-fetal, y la nutrición depende de lo que se haya obtenido anteriormente.

El endometrio es el primer contacto que hay entre el futuro bebé y su mamá y, de hecho, es cuando el cuerpo de la mujer comienza a sintetizar y secretar la "hormona del embarazo" llamada hCG (gonadotropina coriónica humana, la que se mide en las pruebas). A partir de esto, algunas mujeres suelen mostrar síntomas propios de esta etapa, como náuseas, malestar general, vómitos, etc. Ya que el endometrio se conforma de vasos sanguíneos que logran transportar sangre y nutrientes, es importante cuidar que la circulación sanguínea sea óptima en la mujer embarazada, pues cuando ésta es menor a lo deseado, esta red se contrae y puede existir una ruptura de los mismos, incrementando el riesgo de pérdida gestacional.

La fecundación: el encuentro del óvulo y el espermatozoide

Como vimos, los espermatozoides recorren un camino largo para encontrar a un óvulo al cual fecundar. Cuando son eyaculados, forman parte del semen, un líquido con un pH y temperatura adecuados que promueve la supervivencia de dichas células. De hecho, apenas el 10% del semen está conformado por espermatozoides. Conforme avanzan, se desprenden del semen y, por lo mismo, pierden las condiciones ideales y comienzan a morir. De la misma forma, cuando llegan a la vagina de la mujer, dependen del pH que ahí exista para lograr sobrevivir hasta cinco días, si no, morirán antes. De hecho, así funcionan los anticonceptivos espermicidas. Éstos modifican las condiciones en la vagina de la mujer para matar a los espermas que lleguen.

Si buscas un embarazo, debes tener en cuenta bajo qué condiciones un espermatozoide encontrará al óvulo y en qué momento lo hará.

> Muchas parejas creen que a mayor frecuencia de relaciones sexuales se incrementan las posibilidades de concebir. Esto es falso, porque la cantidad de espermatozoides contenidos en el semen disminuye luego de cada eyaculación.

Si los espermatozoides sobreviven hasta cinco días en la vagina y el óvulo hasta 24 horas, se tiene una ventana con altas posibilidades de concepción de entre dos días antes y dos días después de la ovulación, siempre y cuando ésta sea identificada y no haya alteraciones en los ciclos de la mujer (esto se logra manteniendo un estilo de vida adecuado con nutrientes suficientes que soporten los cambios hormonales del ciclo menstrual).

¿Cómo puede entonces un hombre ayudar a crear las condiciones necesarias para que sus espermatozoides sean de la mejor calidad posible? Es lo que veremos a lo largo de este libro.

¿Por dónde empezar?

*Tomar la decisión de tener hijos es trascendental
en la vida de cualquier persona. Es decidir tener su
corazón caminando afuera de su cuerpo para siempre.*

ELIZABETH STONE

Tener hijos es una decisión personal, no hace falta la aprobación de nadie. En ocasiones esta decisión se puede cruzar con los planes y la vida de quienes te rodean. Si tienes o no pareja, o si quieres comenzar este proceso por tu cuenta, debes saber que para criar a un bebé se requiere de una red de apoyo, e intercambiar tiempo y espacio personal o de trabajo por aquel dedicado a la crianza de un ser humano.

Cualquiera que sea tu decisión, no te convertirá en mejor ni peor persona. Sin embargo, suponemos que si llevas este libro en las manos es porque te interesa en algún momento intentarlo. Por eso, este capítulo es una especie de guía que pretende responder la pregunta más importante y compleja cuando se habla del tema: ¿por dónde empezar? Existen múltiples respuestas según el ángulo por el cual se analice. Intentaremos cubrir la mayoría de los escenarios posibles con información basada en evidencia y compartiendo casos y experiencias de pacientes. Queremos promover que la decisión de ser padre o madre sea consciente y, en la medida de lo posible, planeada y que nunca lo sientas como una obligación.

"¡Todos me dicen que ya se me está pasando el tiempo! ¿Me debo apurar?", preguntó Laura hace unos meses, a sus 33 años y sin tener pareja. "¿Tú quieres ser mamá?", le preguntó Ale, y la pregunta la dejó pensando un buen rato. Si bien las mujeres, como ya dijimos, contamos con un número finito de ovocitos, hoy existen técnicas de reproducción asistida y preservación de células que evitan que se tomen decisiones apresuradas y con presión de terceros. Las mujeres podemos congelar óvulos; los hombres, espermatozoides, y es posible también congelar embriones. Estos avances en la ciencia ayudan a que cuando se esté listo para ese cambio de vida estas células se puedan inseminar, fecundar, implantar o transferir al cuerpo de una mujer sana que sea capaz de gestar a un bebé. Las especificaciones respecto a edad, preparación y demás de todas estas técnicas las platicaremos en un capítulo más adelante, pero lo mencionamos aquí porque debes saber que existen alternativas para ser madre o padre.

Lucía, una amiga recién divorciada que vive en París, vino a México hace unos meses a congelar sus óvulos con la intención de utilizarlos dentro de unos años, pues tiene muy claro que en algún momento de su vida, pero no ahora, le gustaría ser madre. Miguel, un buen amigo que tuvo que pasar por radioterapia en el colon, previo a este proceso decidió congelar sus espermatozoides para utilizarlos cuando quisiera ser padre, ya que la radioterapia tan cerca de los testículos podría afectar su fertilidad. La tecnología ha sido de gran ayuda en los procesos de fertilidad y preservación de células sexuales, puesto que permite a las personas tomar decisiones con calma, planificadas y, sobre todo, comenzar el proceso de paternidad cuando se sientan listas para ello y su salud lo permita.

Desde que se toma la decisión de ser padre o madre de un bebé, se debe comenzar a buscar información sobre salud preconcepcional.

Si, como ya te diste cuenta en el capítulo anterior, todas las decisiones de estilo de vida que tomas van a repercutir de manera positiva o negativa en tu descendencia, qué mejor que prepararte para la oportunidad de cumplir tu sueño, ya sea por tu propia cuenta o con alguien con quien desees compartir este gran proyecto de vida.

La (importantísima) perspectiva de la prevención y la planificación

La planeación preconcepcional debe ir acompañada de una revisión de salud. Es importante confirmar el buen estado de salud de los futuros padres para mejorarlo si algo sale de la media, esto con el objetivo no sólo de optimizar su salud, sino también la del futuro bebé. La idea es identificar a tiempo si podría existir alguna situación que te impida ser padre o madre y también evitar complicaciones en la mamá o el bebé durante el embarazo.

"Mi ginecólogo me dijo que lo buscara de nuevo sólo hasta que pasen seis meses sin poder embarazarme", le dijo una mujer a Gaby luego de que la escuchó platicar sobre este libro. Es cierto que la probabilidad de embarazo en una pareja saludable y que no utiliza algún método anticonceptivo es de apenas el 20 al 25 % cada mes y que existen muchos factores que pueden influir en esta probabilidad.[1] Por lo que si no se logra el embarazo en los primeros meses, tampoco quiere decir que exista algún diagnóstico de infertilidad. Por lo tanto, el hecho de esperar seis meses no es algo descabellado, pero dicha recomendación sí se queda así como sólo esperar, deja a un lado la posibilidad de una asesoría de salud oportuna que encamine a los futuros padres hacia la prevención, evite complicaciones en el embarazo e incremente las probabilidades de conseguirlo. En ese periodo en el cual se habla de "esperar y seguir intentando", nosotras recomendamos a nuestros pacientes ponerse en acción en lo que llamamos una "espera activa", es decir, esperar y al mismo tiempo indagar más a fondo en la salud haciendo exámenes de laboratorio y cambios en la alimentación y en el estilo de vida que sumen a la salud. Nosotras vemos esa espera como un momento para actuar. Hemos visto que cuando les decimos esto a los pacientes se pueden identificar a tiempo situaciones que pueden solucionarse antes de que sea demasiado tarde. En este periodo de "intentar" también es donde vemos las famosas pruebas negativas, que para nosotras son una oportunidad.

> Siempre decimos que si una persona que busca un embarazo tiene su primera prueba negativa, es el momento propicio para evaluarla y guiarla para potenciar su fertilidad.

Debemos dejar de ver a las figuras médicas como personas a quienes acudir sólo cuando existe una enfermedad o algún problema de salud y comenzar a reconocerlos también como expertos que saben prevenir todo lo que pueden curar. Un profesional con perspectiva de prevención podrá valorar a cada persona involucrada en el proceso previo al embarazo para aconsejar si es necesario hacer ajustes en su estilo vida, utilizar algún tipo de fármacos o suplementos, y con eso minimizar riesgos y aumentar las posibilidades de un embarazo exitoso.

Es posible adelantar tu proceso y tomar cartas en el asunto ahora mismo. En las siguientes páginas te daremos una lista de todo aquello que deberás revisar previo a la entrevista con un profesional capacitado en salud preconcepcional, así como todo lo que se deberá abarcar en la cita.

¿Cómo está tu salud? Exámenes que debes realizarte para optimizar tu fertilidad

Tanto Gaby como Ale nos dedicamos a la prevención en salud. Nuestros estudios tanto en genética como en medicina del estilo de vida y envejecimiento saludable nos han llevado a concluir que la única forma de mantener un buen estado de salud es previniendo la enfermedad de forma activa. Para lograrlo, lo mejor es saber qué sucede dentro de nuestro cuerpo. Una y otra vez hemos escuchado a personas que prefieren evitar estudios de sangre o imagen (como rayos X, por ejemplo) porque no quieren saber si hay algo mal dentro de ellas. Sin embargo, la realidad es que si existe un desbalance en el cuerpo, con o sin diagnóstico, éste terminará debilitando la salud y posiblemente la fertilidad. Lo mejor es tener toda la información posible para actuar de manera anticipada y asertiva.

El trimestre cero debe comenzar con pruebas de laboratorio para valorar parámetros específicos de tu salud. Es importante revisar aquellos que cuando salen de su normalidad puedan impedir que se logre un embarazo, ya sea por alguna falla en la implantación, poca motilidad espermática, anemia, diabetes, entre otros. La mayoría de los estudios se deben hacer en hombres y mujeres, salvo algunos cuantos específicos para unos u otras.

"¿Y si algo sale mal?", es la pregunta que recibimos cuando hacemos hincapié en los estudios preventivos. Si tú también te lo preguntaste luego de leer los primeros párrafos del capítulo, debes saber que si hay parámetros fuera de rango, es mejor darte cuenta a tiempo para corregir aquello que se requiera.

Ale tiene dos amigas que padecen enfermedades autoinmunes. Por mucho tiempo, ninguna de las dos sabía si quería ser madre, pero cuando por fin lo decidieron, una de ellas se acercó por consejos para comenzar el proceso. Por el antecedente autoinmune, Ale le recomendó primero hacerse unos estudios de coagulación, pues existe una correlación entre ciertos padecimientos autoinmunes y desórdenes de coagulación que pueden impedir que se logre el embarazo o incrementar el riesgo de pérdidas gestacionales. Tal como Ale sospechaba, los estudios salieron positivos. Con eso, la ginecóloga le indicó tomar medicamentos anticoagulantes durante el embarazo. Por fortuna, se logró sin ningún problema. La otra amiga nunca pidió consejo ni planeó su embarazo. Ella sufrió varias pérdidas gestacionales antes de darse cuenta de que tenía un problema de coagulación relacionado con su enfermedad autoinmune. Cuando le contó a Ale sintió frustración por no haberla podido guiar antes, pero la decisión de embarazarse es personal y algunas personas prefieren no compartirla.

En la mayoría de los casos las pérdidas gestacionales conllevan un proceso de duelo, así como inversión de tiempo, emociones, dinero y esfuerzo para intentarlo de nuevo. ¿Se pudieron haber prevenido? Tal vez sí.

De hecho, otro ginecólogo con el que esta amiga consultó estuvo de acuerdo con Ale en que el estudio se debió pedir desde un inicio. Si existe ahora mismo información y herramientas que nos ayuden a saltarnos el calvario de la "prueba y error", hagamos uso de las mismas. Los exámenes que te proponemos ofrecen información importante, y mientras más datos existan, las decisiones se pueden tomar de forma más precisa, personalizada y sobre todo anticipada.

Es posible medir la calidad espermática

Para ser considerados como células viables para la fecundación, los espermatozoides deben cumplir con ciertos parámetros morfológicos y genéticos. Todo esto se puede medir mediante un estudio llamado espermograma o seminograma. Recomendamos que los hombres que estén por comenzar con el trimestre cero se hagan uno. Es además un requisito para donar o congelar espermatozoides. Para obtener resultados confiables, la Organización Mundial de la Salud (OMS) recomienda abstinencia sexual (incluida la masturbación) de dos a siete días previos a la toma de muestra.[2] Ésta puede ser obtenida en el laboratorio o en casa (siempre y cuando sea entregada a tiempo y en condiciones determinadas) mediante la eyaculación dentro de un bote estéril para después analizar el semen (líquido y espermatozoides). Algunos de los parámetros a examinar son el pH del semen eyaculado, así como el volumen, viscosidad y color. Después se evalúan los espermatozoides de manera microscópica para determinar su concentración, motilidad y morfología. Este último aspecto tiene que ver con la forma. Cualquier parámetro que se salga de lo esperado tendrá como resultado células espermáticas defectuosas que podrían ser incapaces de fecundar. Además, se hace un análisis de ADN para determinar si la cadena de éste es adecuada o tiene defectos.

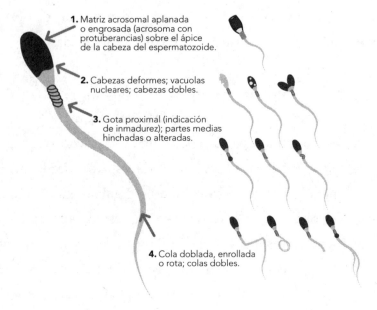

1. Matriz acrosomal aplanada o engrosada (acrosoma con protuberancias) sobre el ápice de la cabeza del espermatozoide.

2. Cabezas deformes; vacuolas nucleares; cabezas dobles.

3. Gota proximal (indicación de inmadurez); partes medias hinchadas o alteradas.

4. Cola doblada, enrollada o rota; colas dobles.

Si los resultados de este estudio distan de ser los ideales, considera recibir una asesoría para evaluar tu salud y estilo de vida y hacer los cambios necesarios para mejorar dichos resultados.

Lo recomendable es repetir el estudio después de al menos tres meses de hacer cambios en el estilo de vida y en la alimentación para evaluar el efecto y lo ideal será que todos esos cambios se mantengan al menos hasta lograr el embarazo, lo que incrementa las posibilidades de que sea un espermatozoide de mejor calidad el que termine por fecundar al óvulo.

La ventaja de los hombres es que en una sola eyaculación se contienen millones de espermatozoides, dentro de los cuales generalmente los que contienen defectos son los incapaces de fecundar al óvulo. Lo que sí se ha demostrado es que cambios en la alimentación y en el estilo de vida incrementan el número de espermatozoides de mejor calidad.

¿Cuántos óvulos hay disponibles?

Las mujeres, por otro lado, podemos evaluar nuestra reserva ovárica, es decir, cuántos ovocitos quedan en los ovarios. Esto se hace con la intención de conocer si los ciclos de ovulación son adecuados y si se están produciendo suficientes óvulos para lograr un embarazo. En cada ciclo una mujer debe ser capaz de producir entre 10 y 20 folículos, los cuales en su mayoría contienen un ovocito que madurará dentro de ellos, a sabiendas de que por lo general sólo un óvulo será expulsado cada mes con el objetivo de ser fecundado (en algunos casos se expulsan más). Si se producen menos folículos por ciclo, puede deberse a diferentes situaciones, como una producción inadecuada de hormonas, indicio de menopausia temprana, nutrición deficiente, irregularidades menstruales, etc. Un estudio que se puede realizar es el de la evaluación de la hormona antimulleriana, que se mide en la sangre en un laboratorio, también se puede hacer uso de ecografías en determinados días del mes para contabilizar y medir los folículos en los ovarios. La hormona antimulleriana la suelen pedir los médicos junto con la evaluación de hormonas como FSH, LH, prolactina y estradiol, para tener un panorama completo del funcionamiento ovárico, y son pruebas de sangre que se deben hacer entre los días 3 y 5 de tu ciclo menstrual.

> Recuerda que los ovocitos son finitos y saber un aproximado de tu reserva es esencial para tomar decisiones: tener hijos ahora, esperar, congelar óvulos, etcétera.

Otros estudios de laboratorio para hombres y mujeres

El objetivo de los estudios de laboratorio que aquí presentamos es medir parámetros de salud específicos en hombres y mujeres antes y durante el trimestre cero, para mejorarlos si fuera necesario y que con ello se incrementen las probabilidades no sólo de conseguir un embarazo saludable, sino para disminuir riesgos en el embarazo y en el futuro bebé.

- **Índice HOMA-IR**

  Mide glucosa e insulina en ayuno y la relación que existe entre ambas. Indica si existe un riesgo de resistencia a la insulina, diabetes o si alguna de las dos ya se estableció y requiere de atención inmediata. En caso de que los parámetros de este estudio salgan de lo normal, lo conveniente es ir con un médico para obtener un tratamiento oportuno.

  - **Mujeres:** predice y sirve para prevenir complicaciones como la diabetes gestacional, que puede ser causa de partos prematuros (que un bebé nazca de forma espontánea antes de la semana 34), complicaciones en el bebé, como desarrollo de diabetes o macrosomía (bebé muy grande al nacer >4.500 kg), o complicaciones durante el nacimiento que pongan en riesgo de vida al bebé y a la mamá.

OJO: ni la resistencia a la insulina ni la diabetes se resuelven solamente con la pérdida de peso. En la etapa preconcepcional se busca sumar nutrientes y hábitos saludables, no perder kilos.

  - **Hombres:** los números fuera de rango pueden afectar la calidad de los espermatozoides, disminuyendo la motilidad, además de que pueden causar rupturas en las cadenas de ADN, disminución de niveles de testosterona y libido. También se relaciona con mutaciones en los espermatozoides, lo que disminuye la probabilidad de fecundación.

Tanto en hombres como en mujeres se recomienda esperar a que la glucosa y la insulina estén dentro de parámetros para comenzar el periodo preconcepcional, que consta de 90 días previos a un embarazo, para así asegurar que las células de ambos que vayan a estar presentes en la fecundación se hayan desarrollado en el mejor ambiente metabólico.

- **Biometría hemática**
  Nos da datos sobre valores cuantitativos de células sanguíneas y con ello se puede saber cómo está el hierro, un mineral vital para el transporte de oxígeno a todas las células. La deficiencia de hierro, que tiene diferentes causas, puede traer consecuencias negativas sobre las tasas de fertilidad y embarazos saludables.

  - **Mujeres:** la anemia es uno de los mayores problemas en los embarazos a escala mundial. Durante el embarazo, exige una mayor necesidad de intervenciones médicas mediante fármacos y suplementos, aunque en situaciones más graves puede ocasionar las muertes materna y fetal. Por eso es importante arrancar esta etapa sin una deficiencia de hierro. Los bebés de madres con anemia pueden experimentar un retraso en el crecimiento intrauterino y, por lo mismo, se incrementa el riesgo de nacer con problemas respiratorios, ya que sus pulmones no maduraron lo suficiente, sufrir de retraso en desarrollo neurológico relacionado con disminución en el aporte de oxígeno al cerebro, entre otras complicaciones. La anemia puede ser común en mujeres con dietas deficientes en hierro, bajas en granos enteros, o veganas mal controladas; así como en mujeres con menstruaciones abundantes o de larga duración o, en ocasiones, por defectos genéticos que afectan el metabolismo del hierro. La solución puede ir desde la fortificación de la dieta y uso de suplementos hasta las transfusiones de hierro o de sangre. Por supuesto, todo esto deberá ser solucionado, de preferencia, previo a un embarazo. La anemia es tratable y un embarazo con anemia se puede prevenir si se conocen estos números de forma previa y se sigue un tratamiento adecuado antes y durante este periodo.

- **Hombres:** la anemia es mucho menos común que en las mujeres, pues no pierden sangre de manera periódica, es decir, no menstrúan. Cuando un hombre la padece, la primera sospecha es que la dieta es deficiente en hierro o vitaminas del complejo B. Si no es el caso, se deberá descartar algún sangrado intestinal, aunque sea leve, o se podrá sospechar de alguna incapacidad genética en la absorción o captación de hierro. De cualquier manera, si se detecta es importante buscar atención inmediata y bien dirigida, ya que puede ser causa de un conteo bajo de espermatozoides, debido a una baja oxigenación a los testículos que les provea la energía adecuada para su producción. A menor producción espermática, también hay menor probabilidad de un embarazo.

- **Perfil tiroideo**

Un resultado fuera de rango en el perfil tiroideo exigirá ayuda inmediata. Más allá de tu plan preconcepcional, una anomalía tendrá un fuerte efecto sobre órganos vitales en el cuerpo. La indicación es buscar un embarazo hasta que las hormonas tiroideas lleguen a parámetros normales, para disminuir riesgos y prevenir pérdidas espontáneas en cualquier semana de gestación. Cuando la tiroides no opera correctamente (ya sea demasiado lenta, hipotiroidismo, o demasiado rápida, hipertiroidismo), se puede corregir utilizando hormonas tiroideas.

- **Mujeres:** revísalo antes de comenzar con el trimestre cero, pues los números fuera de rango se relacionan con pérdidas gestacionales e incapacidad de implantación de embriones.
- **Hombres:** un resultado fuera de parámetros afecta a la morfología de los espermatozoides y, por lo tanto, su capacidad de fecundación.

- **Perfil de lípidos**

Es un estudio de sangre que muestra los resultados de colesterol total, HDL (el bueno), LDL (el malo) y triglicéridos. Nos ayuda a comprender qué cambios en alimentación y estilo de vida se deben hacer, aunque en algunos casos quizá se requiera complementar dichas recomendaciones con el uso de fármacos. Medir un perfil de lípidos en este periodo es fundamental, porque el hecho de que estos números se encuentren fuera de rangos normales no muestra ningún signo ni síntoma, pero pueden aumentar el riesgo de enfermedades cardiovasculares.

- **Mujeres**: cuando el colesterol total, LDL (malo) y triglicéridos se encuentran altos, se pueden presentar alteraciones metabólicas y hormonales que propician ciclos irregulares, así como pueden disminuir las probabilidades de fecundación e implantación. Si una mujer inicia su embarazo con estos indicadores fuera de rango y no se da cuenta, aumenta su riesgo de una enfermedad hepática, preeclampsia y partos prematuros.
- **Hombres**: las anomalías en este estudio se relacionan con menor volumen seminal y menos motilidad de espermatozoides, además de que incrementan el riesgo cardiovascular.

- **Vitamina D3 en la sangre**

  Cada vez comienza a tomar mayor importancia en el embarazo y, ahora, en el trimestre cero. Se sabe que la suplementación preconcepcional disminuye el riesgo de pérdidas durante el primer trimestre. Si bien esta vitamina se obtiene del sol, muchas personas cuentan con variantes genéticas que les impiden absorberla y utilizarla, además de que la mayoría de las personas no recibe una cantidad de luz solar suficiente, pues trabajan dentro de una oficina o casa, y cuando salen a la calle se abrigan o utilizan protector solar. La vitamina D_3 tiene receptores en todas las células del sistema inmune y en todos los órganos de nuestro cuerpo, como los testículos y los ovarios.

- **Mujeres:** se ha demostrado que cuando se encuentra baja disminuyen las posibilidades de embarazo. Además, los niveles normales en la sangre disminuyen el riesgo de partos prematuros.
- **Hombres:** sus niveles óptimos tienen efecto positivo sobre la producción, calidad de ADN, morfología y motilidad de los espermatozoides. Su deficiencia afecta cualquiera de estos parámetros, relacionándose así con menores tasas de embarazo.

Antes de conocer qué cantidad se necesita suplementar, es importante medirla en la sangre —en hombres y mujeres— y, de esta manera, crear un plan de suplementación y revisión continua, ya que es de las vitaminas que ocasiona toxicidad si se suplementa en exceso.

- **Homocisteína en la sangre**
  Es útil para conocer el tipo de vitamina B_9 que requieres, ya sea la más común, llamada ácido fólico, o una suplementación más específica con una versión activa llamada metilfolato. Se sabe que una vez que se decide ser padre o madre se debe comenzar la suplementación con vitamina B_9, por su importancia en el desarrollo neurológico del bebé desde el momento de la concepción. La suplementación con ácido fólico es el ejemplo más claro que tenemos de las interven-

ciones en el periodo preconcepcional, ya que esta vitamina sirve para que el ADN de cada célula se copie sin errores, los gametos se dividan con 23 cromosomas y, además, los genes que contienen obtengan una mayor metilación. Con eso, se podrá tener un óvulo y un espermatozoide de mayor calidad con mejores probabilidades de ser fecundado y crecer sin alteraciones.

- **Mujeres:** recordemos que durante las primeras semanas el bebé en desarrollo depende de los nutrientes que la madre recibió en el trimestre cero. Se recomienda que se midan los niveles de homocisteína, especialmente en las mujeres que han pasado por pérdidas gestacionales previas o hayan padecido preeclampsia en embarazos anteriores.

- **Hombres:** niveles alterados indican que hay menor cantidad de vitamina B_9 ayudando en la producción diaria de espermatozoides, que incluye todas las etapas: copia de ADN, maduración y formación. Incluso se pueden medir los efectos de la suplementación comparando espermogramas previos y posteriores al uso de esta vitamina.

Medir la homocisteína en la sangre es de especial importancia en hombres y mujeres con antecedentes de infartos o en su historia familiar (como padres o hermanos), ya que los niveles altos de esta proteína se relacionan con incremento en el riesgo cardiovascular. Es vital que el trimestre cero se acompañe de la vitamina B_9. Un estudio genético que incluya el análisis de las variantes del gen MTHFR puede ayudar a dar más información sobre qué tipo y dosis de vitamina B_9 se necesita para que sea mejor aprovechada.

- **Enfermedades de transmisión sexual**
  Para lograr un embarazo sin complicaciones tanto en la mujer como en el futuro bebé se sugiere realizar un examen de enfermedades de transmisión sexual previo al embarazo (usualmente se pide cuando se ve una prueba positiva). Lo anterior es con el fin de poder recibir tratamiento y asesoría de forma oportuna, ya que los virus o parásitos causantes de enfermedades como clamidia, gonorrea, sífilis, VIH (virus de inmunodeficiencia humana), VPH (virus del papiloma humano), entre otros, tienen indicaciones específicas sobre fármacos y manejo médico durante el embarazo.

Todo comienza en tus genes

Tu ADN es el manual de instrucciones con el cual opera tu cuerpo. Algunos genes están asociados al funcionamiento de tu cuerpo, otros a su forma, otros al color de los ojos o del cabello, mientras que habrá algunos otros relacionados con la necesidad de nutrientes: vitaminas, minerales y otros compuestos dietéticos.

Aun cuando existen recomendaciones generales sobre la cantidad y el tipo de nutrientes que debemos ingerir, en ocasiones por una absorción, asimilación o metabolismo distinto de ellos algunas personas requerirán mucho más que otras.

Esto cobra mayor importancia en el trimestre cero, ya que hay nutrientes específicos que tienen un mayor efecto sobre la fertilidad. Si por tus versiones genéticas requieres más u otra forma química de alguna vitamina y no se lo estás dando a tu cuerpo, esto podría repercutir de forma negativa en tu salud y fertilidad. La nutrigenética (el área de especialización de Gaby y Ale) estudia estos factores y es una gran herramienta para personalizar la suplementación que potencie tu fertilidad. Por ejemplo, los hombres requieren selenio y zinc para la protección y formación adecuada de los espermatozoides, por lo que sería ideal conocer si genéticamente una persona requiere una cantidad mayor que otra. Al saber esto, se personalizan las dosis para la suplementación, y así se logra el propósito de estos dos nutrientes sobre dichas células.

En hombres y mujeres se puede obtener información desde sus genes sobre algunos de los nutrientes más importantes en esta etapa con el fin de potenciar todos los procesos que se llevan a cabo en el trimestre cero, es decir, aquellos relacionados con la producción y maduración de los óvulos y espermatozoides.

Los estudios consisten en obtener una muestra genética, ya sea por medio de raspado bucal o muestra de saliva, de la cual se extraerán genes específicos y así poder diseñar recomendaciones personalizadas.

Estos estudios no tienen nada que ver con la compatibilidad entre el ADN de una pareja, y mucho menos sobre los riesgos que pudieran existir en el futuro bebé. El propósito de éstos es conocer la necesidad de los nutrientes para cada persona en esta etapa. La ventaja, además, es que este estudio sólo se necesita hacer una vez y aplica para futuros embarazos (si es que así se quiere), ya que el ADN nunca cambia. La necesidad de nutrientes, de acuerdo con los genes, será la misma.

> Los estudios de nutrigenética no sustituyen las evaluaciones médicas, los exámenes de laboratorio ni las entrevistas clínicas que se hacen en consulta, lo que hacen es complementar toda esa información de las personas con el objetivo de hacer recomendaciones más dirigidas y personalizadas, que al final también se reflejará en la salud.

El conjunto de toda esa información es lo que actualmente se conoce como medicina y nutrición de precisión. Veamos la salud de las personas como las dos caras en una moneda. Una es la información que está escrita en los genes y otra es la que nos otorga el ambiente de las personas, sobre el cual se puede actuar. Antes sólo se podía ver un lado de la moneda, pero actualmente con el avance de la genética podemos ver ambas caras y correlacionarlas. Mientras más información tengamos de las personas —en este caso complementar con lo genético—, mejores y más acertadas serán las recomendaciones, respecto al tratamiento preconcepcional, que ayuden a potenciar los procesos de fertilidad y contribuir a la salud de nuestros hijos.

No lo olvides: siempre busca el consejo de un profesional de la salud

Una vez que estés firme en tus intenciones de formar una familia, habiendo obtenido los datos de tus estudios bioquímicos y, de ser posible, los genéticos (en lo que respecta a la suplementación preconcepcional), es momento de buscar la asesoría de un profesional de la salud (médicos, especialistas en nutrición, enfermeros, etc.) cuyo enfoque sea el periodo preconcepcional. Aunque puede ser complicado encontrar a alguien cuyo enfoque sea exclusivamente esta etapa, médicos generales o especialistas, como ginecólogos o especialistas en medicina del estilo de vida, pueden orientarte a tomar mejores decisiones.

> Tu responsabilidad como paciente es verbalizar lo que esperas de su asesoría y mostrar los datos que ya llevas de tus estudios.

En la consulta, además de evaluar e interpretar los datos obtenidos, será importante que abordes, junto con el profesional, el análisis de tu estilo de vida, pues guarda una estrecha relación con los procesos de fertilidad, tanto en hombres como en mujeres. Esto abarca el sueño, el estrés, la alimentación, el uso de sustancias adictivas y la actividad física. Le dedicaremos un capítulo a cada uno para que logres evaluarlos previo a tu cita y puedas llegar con una noción clara de lo que se recomienda y lo que no en esta etapa. Esta asesoría profesional deberá acompañarse de una entrevista que indague en la historia de salud de padres y hermanos, así como pérdidas gestacionales personales o familiares, trisomías, y, en mujeres, historia de ciclos menstruales así como padecimientos que puedan agravarse durante la gestación para que éstos sean controlados con anterioridad como hipertensión, hipotiroidismo, diabetes o padecimientos neurológicos como epilepsias.

Mientras más información le des a tu especialista, más datos tendrá para generar conclusiones y definir el tipo de estudios que hacen falta o intervenciones para ayudarte a optimizar tu fertilidad. Es importante que le hagas saber a tu médico si estás tomando o has tomado con anterioridad medicamentos psicotrópicos (para depresión, ansiedad, antipsicóticos), así como aquellos que son utilizados para el control y tratamiento de enfermedades neurológicas como epilepsia, ya que muchos de éstos no son compatibles con el embarazo y deberán hacerse ajustes en el tipo y la dosis del fármaco. Otros medicamentos que son de interés son los utilizados para tratamientos dermatológicos, incluidas cremas que pudieran tener retinol, pues se considera teratógeno, es decir, que causa malformaciones en los bebés en gestación.

Algunos estudios que el médico te pudiera pedir están relacionados con la sospecha de alteraciones nutricionales, afectaciones cromosómicas, incompatibilidad y problemas de coagulación (como fue el caso de las amigas de Ale con enfermedades autoinmunes), otros estudios genéticos se recomiendan cuando existe historia familiar o hay ascendencia de poblaciones con padecimientos como fibrosis quística, disautonomía familiar, Tay-Sachs, Fenilcetonuria, Talasemia, etc., que se ve de manera más común en poblaciones judías y mediterráneas.[3]

Hay otras cuestiones que algunas veces se pasan por alto y es importante que compartas con tu médico, por ejemplo, si tienes mascotas. Se sabe que los gatos cargan con ellos toxoplasma gondii, el cual impide embarazos o causa malformaciones, y la transmisión se puede dar por medio de sus heces, por lo que se recomienda limpiar su espacio con guantes. Aunque esto mismo puede contraerse al consumir carnes y pescados crudos, por lo que esta información, aun cuando parezca irrelevante, deberá ser compartida con el médico.

Habla también con tu especialista sobre tu cartilla de vacunación, ya que ésta deberá estar al día para cuando estés buscando un embarazo, en especial para la mujer. Si es necesario vacunarte de nuevo, por ejemplo, contra la varicela, deberás esperar un periodo de un mes, aproximadamente, para un embarazo. Lo mismo para influenza, se recomienda que, si se sabe que estarás embarazada durante los meses de influenza, recibas la vacuna con anticipación para evitar complicaciones en tu periodo gestacional.

Sabemos que lo anterior parece abrumador, y para que tengas una guía más adecuada, el último anexo de este libro tiene para ti un *checklist* de todos los puntos que debes tomar en cuenta en tu visita preconcepcional o para preservación de fertilidad. Recuerda que, como este periodo lo puedes repetir en múltiples ocasiones si así lo deseas, la misma lista te será útil para que siempre tengas la mejor preparación. Estar informado sobre todo esto previo al inicio de tu periodo preconcepcional te debe dar la seguridad de que tu preparación será óptima y que ganarás tiempo en ello, además de que te ayudará a disfrutar más este proceso que estás por vivir.

DOS

Estilo de vida
en el trimestre cero

Cuando Ale estudiaba la maestría en nutrigenómica en 2011, cursó asignaturas que hacían referencia a la epigenética y cómo podía modificarse por medio de la nutrición, actividad física y otros factores del estilo de vida. Algunas de las investigaciones y artículos que estudió evaluaban dichos aspectos en la etapa preconcepcional y su efecto sobre las siguientes generaciones. Fue en ese momento cuando se interesó por la salud de futuros padres previa al embarazo.

Años después, cuando Gaby decidió especializarse en esa misma área de estudio para emprender proyectos con Ale donde pudieran plasmar sus pasiones, escogió como tema central de su tesis de maestría los efectos de la alimentación y estilo de vida en la etapa preconcepcional. En este proyecto, dirigido en parte por Ale, comenzaron a investigar qué hacen las personas en este periodo, si son o no conscientes de que lo están viviendo, si modifican conductas con la intención de lograr un embarazo y que, si se logra, sea exitoso y saludable. Buscaron conocer también de dónde obtienen la información quienes sí se interesan por el trimestre cero y si lo hablan o no con sus médicos. Para ese entonces, Ale tenía a su hijo recién nacido y Gaby tenía dos hijas de cuatro y cinco años. Las dos estaban sorprendidas por la poca información que existía sobre este tema, tomando en cuenta que trabajan en una ciudad con altos estándares en la atención médica.

> Es (y sigue siendo) una sorpresa que la alimentación y el estilo de vida preconcepcional no estén en boca de todas las personas involucradas en este proceso, tanto futuros padres como sus médicos.

Ahora que has leído y aprendido en los capítulos anteriores sobre los procesos biológicos que se llevan a cabo para la formación de óvulos y espermatozoides, te parecerá obvia la manera en que el estilo de vida puede influir en esta etapa, es decir, tanto que podrías sentir que es algo que sabías desde siempre. Sin embargo, no es así. El fenómeno por el que creemos que sabemos algo porque parece evidente se conoce como *sesgo de sobreestimación de conocimiento*, y nos hace pensar que todos los demás también ya lo saben y conocen. Esto sucede con frecuencia también entre la comunidad médica y es una de las razones por las cuales los médicos no lo mencionan en sus citas.

Lo anterior crea un hueco de información.

Los pacientes sin conocimiento no saben qué preguntar, y el médico con conocimiento no quiere ser redundante en cosas tan "obvias". Por lo tanto, no se hace nada.

Los siguientes capítulos servirán para que conozcas a fondo cómo afecta el estilo de vida en el trimestre cero, que puedas hacer una autoevaluación, y comiences con los cambios y, ahora sí, cuando vayas a tu cita médica, puedas realizar preguntas puntuales.

Por otro lado, cuando los pacientes están un poco más informados en el tema, vemos que suelen poner la mayor parte de su atención en los alimentos o los suplementos que consumen o quieren consumir. Es decir, su estilo de vida se limita a esto: qué comen y qué suplementos toman. Si bien no están alejados de la realidad, existen otros factores que afectan la salud preconcepcional y que incluso pueden afectar la forma en la que comemos o en la que asimilamos ciertos nutrientes. Éstos son el estrés, las alteraciones en el ciclo del sueño y la actividad física.

Nos gusta hacer la analogía de que nuestro organismo es como un conjunto de engranajes en los que todos y cada uno deben funcionar de manera armoniosa, porque cuando alguno falla, los demás deberán trabajar a marchas forzadas para compensar. Si les damos nombres a algunos de esos engranajes, estos podrían ser sueño, alimentación, actividad física, estrés y consumo de sustancias tóxicas. Es decir, lo que ahora conocemos como los pilares de la salud. Un ejemplo de la fuerte interconexión entre ellos podría ser cuando una persona muestra niveles altos de estrés. El estrés puede afectar el sueño. Una persona con sueño buscará bebidas con cafeína para mantenerse despierta. Si se consume más cafeína, el cansancio y el ciclo de sueño empeoran. Si eso sucede, se incrementa el estrés. Así podríamos seguir *ad infinitum*. El problema es que, hasta hace poco tiempo, en el ámbito clínico el sueño y el estrés eran aspectos que solían dejarse en el olvido.

> La medición de la calidad de sueño y el nivel de estrés ya forma parte de los pilares de la salud y es clave que se analicen en la etapa preconcepcional.

Su análisis puede ser tan complejo como se quiera, pero podemos comenzar con preguntar a los pacientes: ¿cómo duermes? y ¿cómo te sientes?

Queremos dejar claro que no debemos pasar por alto estos factores modificables y que pueden afectar también la salud reproductiva.

Hábitos de sueño

El sueño es la única medicina efectiva.

Sófocles

Hace tiempo llegó a consultar una pareja que llevaba intentando su primer embarazo casi un año y no hallaban un motivo claro de su fracaso. Cuando Daniela y Luis se casaron poco antes de cumplir los 30 su prioridad era terminar sus estudios y crecer en el área laboral. Años después, su brújula de vida se había movido y apuntaba a expandir su familia. Hablamos de alimentación y otros aspectos de sus vidas, y nada parecía, al menos en un principio, andar mal. Sin embargo, cuando se tocó el tema del trabajo, Daniela nos contó del suyo en una compañía multinacional en el área de logística, en donde las cosas sucedían de forma acelerada y casi siempre debía reaccionar en momentos de crisis; luego, Luis nos dijo que tenía muchos viajes laborales y su horario era irregular. Cuando Gaby les preguntó cómo duermen y cómo se sienten, ambos se miraron de reojo y contestaron: dormimos mal, siempre estamos cansados.

Tanto Daniela como Luis eran conscientes de que tanto sus trabajos como su vida nocturna y apresurada —todavía eran jóvenes y salían a cenar o de fiesta cuando podían— eran las causas de su cansancio físico y emocional. Claro, no lo habían conectado con su capacidad para concebir un bebé, pues sus amigos de la misma edad y con hijos vivían igual o peor de exhaustos que ellos: se despertaban dos o tres veces por la noche, se sentían preocupados todo el tiempo, etc. La diferencia era que sus amigos concibieron a sus hijos más jóvenes y los efectos negativos de la falta de sueño y el exceso de estrés se acentúan conforme avanza la edad. Ellos no lo veían porque, a sus ojos, no actuaban de forma diferente a sus pares. Sin embargo, después de un episodio de estrés laboral que le ocasionó una colitis grave, Daniela decidió que debía poner una pausa y evaluar su situación. Así fue como llegó con nosotras. "Creo que mi cuerpo me está pidiendo detenerme y se rehúsa a que avance a otra etapa de mi vida, pero no entiendo por qué", dijo, y confirmamos lo sabio que es el cuerpo de las personas y cómo muchas veces ignoramos estas señales internas hasta que se nos obliga a parar. Daniela estaba dispuesta a cambiar para cumplir su sueño de ser mamá. Luis no creía que los cambios fueran necesarios.

Por fortuna, meses después de que Daniela comenzara a cuidar sus horas y calidad de sueño, además de estar atenta a los niveles de estrés en el trabajo y su vida personal, Luis siguió sus pasos, pues la veía con más energía, con mejor salud y más enfocada en la meta de ambos: tener un bebé. Los cambios en sus rutinas de sueño, en el manejo del estrés, entre otros aspectos, los llevaron a lograr el embarazo y ser padres.

La evaluación de la calidad de sueño y los niveles de estrés en la etapa preconcepcional les permitieron hacer los ajustes adecuados a su estilo de vida, lo que contribuyó de manera positiva a esta etapa. Esto es justo lo que pretendemos con este capítulo, ya que seguramente si estás leyendo este libro es porque te encuentras en el periodo preconcepcional o estás planeando ser padre o madre en algún momento de tu vida. Queremos que incluyas en tus pilares de la salud preconcepcional el analizar cómo estás durmiendo y cómo manejas el estrés, ya que son factores modificables con un gran impacto en la salud.

Nos encanta la frase: "Buenas noches para buenos días" que aprendimos del doctor Raúl Martínez, especialista en sueño. Nos gusta porque cuando se aplica en la vida cotidiana sus efectos pueden ser inmediatos. Por lo general, cuando se pasa una buena noche, se tiene un buen día, una causa y efecto simple, pero que la mayoría olvidamos.

Es importante identificar no sólo los factores que alteran el sueño, sino también aquellos que promueven un sueño adecuado, es decir, lo que quiero que se repita noche tras noche y día con día.

> Cuando dormimos bien, nos levantamos con una sensación de descanso y de buen humor en general. En esos casos, debemos preguntarnos qué pasó durante el día anterior, ¿qué hicimos antes de dormir? La idea es buscar todo aquello que contribuyó a un buen sueño para así poderlo repetir todos los días: hora de la cena, apagar pantallas, luces, manejo del estrés durante el día.

También habría que hacerlo al revés: ¿qué sucedió durante el día para alterar el sueño? Así será más sencillo diferenciar el proceso para una buena o mala noche. De esta forma podríamos extender la frase del doctor Martínez.

Buenas noches para buenos días y buenos días para buenas noches debería de ser el mantra que adoptemos mientras nos debatimos entre ver el siguiente capítulo de nuestra serie favorita o mejor irnos a dormir.

Noctámbulos vs. mañaneros

¿Cuántas veces has escuchado a alguien presumir que sólo necesita de cuatro o cinco horas de sueño? ¿Lo has dicho tú? ¿Te has preguntado por qué esas personas aseguran que necesitan menos sueño? A lo mejor eres de las personas que necesitan dormir seis, siete o hasta ocho horas para funcionar de forma correcta al día siguiente.

Los seres humanos somos mamíferos. Poseemos hábitos diurnos, como alimentarnos y realizar la mayor parte de nuestras actividades, y hábitos nocturnos, como dormir. Lo anterior sucede porque nuestro organismo fue diseñado para funcionar así y alinearse a los ciclos de luz y oscuridad que suceden en un periodo de 24 horas. A pesar de ello, existen trabajos nocturnos y dispositivos con luz artificial que nos permiten tener mayor actividad por la noche, aunque eso signifique alterar nuestros ciclos.

Nuestro organismo secreta hormonas y sustancias diferentes durante el día y la noche debido al funcionamiento del cuerpo entre actividad y descanso. El mejor ejemplo de esto son el cortisol, que regula varias de las funciones corporales que requieren energía, y la melatonina, que forma parte de nuestro ritmo circadiano y nos ayuda a conciliar el sueño para dormir. Ambas deben funcionar de forma contraria, cuando una se secreta la otra se inhibe y viceversa. El cuerpo humano necesita oscuridad para comenzar a producir melatonina y promover el sueño durante la noche, y al amanecer, con la luz, producirá cortisol para despertar y activarse. Por lo tanto, si los niveles de cortisol se elevan durante la noche, pueden inhibir la producción de melatonina y afectar la capacidad del cuerpo para conciliar el sueño.[1] El mal entrecruzamiento y mala sincronización de estas y otras hormonas durante el día y la noche pueden ser la causa de problemas e irregularidades en el sueño.

Infuence of daylight on the human body

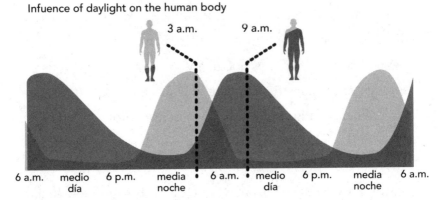

¡Imagen tomada de Journey towards light −evolutionary adaptations of humans, flora and fauna. Guidelines for safe and healthy illumination, noviembre de 2014. DOI: 10.13140/RG.2.1.1397.8964. Vol. 1, pp. 270-275.

> Nuestros órganos funcionan más durante el día, lo que nos permite alimentarnos, hacer la digestión, hidratarnos, trabajar, hacer ejercicio y en general mantenernos activos. Por la noche deben reposar para recuperarse del desgaste.

Lo ideal es que los procesos se repitan de la misma forma todos los días en periodos de 24 horas. A esto se le conoce como ciclo (o ritmo) circadiano y es un proceso interno regulado por un "reloj" central ubicado en el cerebro, que a su vez dirige a otros pequeños relojes situados en todo el organismo para asegurar su sincronización con el medio ambiente y que trabajen ya sea de día o de noche. Nuestro reloj central recibe información de los ciclos de luz y oscuridad a través de los ojos y manda información a los pequeños relojes distribuidos por el organismo para darles la orden de operar o descansar. Tal como lo sospechas, estos pequeños relojes también se encuentran en el sistema reproductor. Si lo comparamos con una orquesta, el reloj central en el cerebro sería el director, y los pequeños relojes los músicos con sus diferentes instrumentos.

Aunque todos los seres humanos contamos con este sistema circadiano, la sensación de un buen dormir como el número de horas de sueño dependen de factores genéticos y, por lo tanto, serán diferentes en cada persona. Por fortuna, podemos conocer esos factores genéticos por medio de estudios de ADN para entender por qué los seres humanos operamos con ciclos de sueño distintos y por qué la falta de sueño tiene efectos diferentes en cada persona. Conocernos mejor nos ayuda a tomar mejores decisiones.

> En el código genético está escrito el cronotipo de cada persona, es decir, su programación hacia el comportamiento de ciclos de luz y oscuridad.

Existen personas que se conocen como mañaneras o diurnas, y son aquellas que despiertan temprano con una carga completa de energía, y pueden concentrarse muy bien en sus actividades por la mañana, pero en cuanto comienza a anochecer pareciera que les desconectan la corriente. Su cronotipo es diurno y los desvelos les afectan mucho, puesto que su programación genética les pide descanso tan pronto comienza a irse a la luz solar. Por otro lado, están los noctámbulos, quienes por la noche se concentran mejor. A ellos pareciera que la falta de luz solar los tiene sin cuidado, pues cuando hay oscuridad fluyen mejor en sus actividades y muestran más energía. Este segundo cronotipo también se conoce como el de supervivencia, pues son personas que están programadas para mantenerse en un estado de alerta incluso cuando van a dormir. Éste es un cronotipo que evolucionó en civilizaciones que debían mantener vigilia por la noche para huir de todo tipo de peligros.

En términos de salud preconcepcional, los noctámbulos pueden poseer hábitos menos saludables por el simple hecho de ser capaces de estar más tiempo despiertos cuando el cuerpo debería estar descansando. El problema es que el mundo no se ajusta siempre a sus horas de actividad y lo más seguro es que de todas formas tengan que levantarse por la mañana a operar como los demás, lo cual les puede causar fatiga, estrés, lo que los puede llevar a tomar más café, consumir más azúcar y hacer menos ejercicio debido a la falta de energía por la mañana. En relación con la fertilidad, este tipo de acciones puede afectar de forma negativa a los óvulos o los espermatozoides.

La información genética de los noctámbulos engaña a su cuerpo diciéndoles que deben mantenerse alerta, lo cual genera estrés que puede afectar la calidad espermática y los ciclos menstruales. Estrés es estrés y el cuerpo así lo entiende. Los noctámbulos, más que los diurnos, deben obligarse a dormir mejor y tener adecuados hábitos de sueño, evitar estímulos nocturnos y desvelos, sobre todo en la etapa preconcepcional, todo con el objetivo de evitar los efectos negativos en las células sexuales.

El sueño y nuestra edad

La calidad y la cantidad de sueño, así como la sensación de dormir bien de cada persona, dependerá de varios factores, entre ellos la edad.

> El ser humano produce una mayor cantidad de melatonina entre los cinco y los 10 años, y ésta va disminuyendo conforme envejecemos.

Un adolescente podría decir "dormí muy bien" y haber dormido 12 horas, y una persona de 80 años asegurar lo mismo luego de seis horas de sueño. ¿Quién tiene la razón? Ambos.

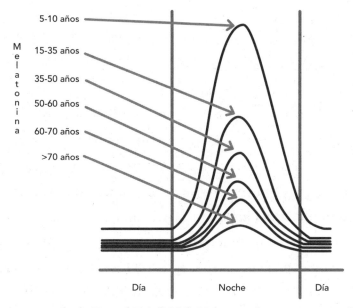

Imagen tomada de Karasek, M. (2004). Melatonin, human aging, and age-related diseases. *Experimental Gerontology, 39*(11-12), 1723-1729. https://doi.org/10.1016/j.exger.2004.04.012.

Existen recomendaciones generales en cuanto a horas de sueño publicadas por distintas instituciones científicas. La mayoría se da por grupos de edad, debido a que la necesidad de horas de sueño cambia con la velocidad de crecimiento del ser humano, su estilo de vida, genética, estado de salud y otros factores. Sin embargo, cuando evaluamos los hábitos de cada persona debemos indagar más allá del número de horas dormidas para identificar si existen alteraciones en el patrón de sueño que puedan afectar su salud. En cuanto al sueño, es importante enfocarse no sólo en la cantidad de horas de sueño, sino en su calidad.

Entonces ¿qué es dormir bien?

Para una enfermera de 30 años que trabaja de noche "dormir bien" será hacerlo en su cama, de día, al salir de su turno y al menos cuatro horas seguidas; para una persona de su misma edad, con otro trabajo, dormir cuatro horas diarias o no dormir por la noche sería condenarse a días completos sin energía y de mal humor. A lo anterior se le suma que no sólo circulamos conceptos equivocados en cuanto al tipo de sueño, sino que se minimiza su importancia. Con frecuencia escuchamos frases del tipo: "Yo con dormir cuatro horas estoy bien" o "Me gusta dormir poco porque así aprovecho mejor el día" y también "Prefiero trabajar de noche y dormir de día" y hasta "No me afecta desvelarme" y "Dormiré cuando me muera".

Dormir bien significa descansar, disfrutar de un sueño reparador y de calidad que le permita al cuerpo y a la mente recuperarse para funcionar durante el día.

Dormir bien es lo que se siente cuando viajas por placer y te vas a la cama sin preocupaciones en la mente: tu sueño es profundo e incluso te despiertas temprano sin programar la alarma, pero sintiendo que desconectaste y descansaste. Aunque la verdad es que no siempre viviremos de vacaciones para tener esa oportunidad de descanso profundo.

Decir "dormí bien" siempre será subjetivo. Sin embargo, en la mayoría de los casos se acerca mucho a la realidad, ya que cuando dormimos bien nos sentimos bien y sucede lo contrario cuando no dormimos.

Para entender mejor lo que es dormir bien es importante conocer la estructura de los ciclos de sueño, dejando claro que éstos no sólo varían entre personas, sino también cada noche. Un ciclo dura en promedio 90 y 120 minutos y se compone de cuatro etapas que sirven para medir la profundidad con la que dormimos. En dos de ellas dormimos con más profundidad y es durante éstas cuando todo el organismo y el cerebro se recuperan y reparan el desgaste del día. De aquí la importancia de dormir sin interrupciones, pero también de dormir y despertar a la misma hora todos los días. En promedio, debemos pasar por unos cuatro a seis ciclos, con sus cuatro etapas cada uno.

Por fortuna, contamos con dispositivos electrónicos que miden las etapas y sirven para darnos una mejor idea de nuestra calidad de sueño. También existen métricas y ciertos parámetros que nos pueden ayudar a calificar el sueño sin la necesidad de clasificarlo por ciclos y etapas. Aquí presentamos algunos ejemplos de cómo medir la calidad del sueño:

1. **Eficiencia.** Es el porcentaje de sueño en relación con el tiempo total en cama. Se calcula al dividir el tiempo total de sueño entre el tiempo total en cama multiplicado por 100. Una eficiencia del sueño inferior al 85% se considera de mala calidad.
2. **Latencia.** Es el tiempo que toma conciliar el sueño. Si es menor a cinco minutos podría ser consecuencia de cansancio excesivo. Lo ideal es que sea entre 15 y 20 minutos.
3. **Duración.** Se refiere al tiempo total que una persona duerme durante la noche. En adultos debe rondar entre seis y ocho horas.
4. **Despertares nocturnos.** Es el número de veces que una persona despierta durante la noche sin importar la causa. Se ha visto que a mayor número de interrupciones, peor es la calidad del sueño.
5. **Movimiento.** Algunos dispositivos y aplicaciones pueden medir los movimientos del cuerpo. Un alto nivel de movimientos puede afectar la calidad del sueño.
6. **Medición de las fases.** El uso de dispositivos que midan el tiempo que se duerme en cada fase.

Para identificar todos estos factores es posible utilizar desde cuestionarios sencillos hasta dispositivos específicos, como mascarillas, electrodos, pulseras o anillos para el registro y seguimiento del sueño, junto con aplicaciones que registran datos como la frecuencia cardiaca, la frecuencia respiratoria, la oxigenación y el movimiento por la noche y que nos proporcionan una visión más detallada de la calidad del sueño. Todo esto es útil, sobre todo para quienes no logran identificar si tienen o no un problema de sueño. Y en caso de alguna duda, recomendamos consultar con un experto, no sólo para la medición de la calidad sino también para solucionar los problemas.

La relación que no conocías entre sueño y fertilidad

Cuando una persona ronca significa que existe una resistencia al flujo de aire hacia el interior de su cuerpo. Escribimos "persona", pero pensamos más en hombres, pues son el doble de propensos a hacerlo que las mujeres. Sin embargo, no todos se dan cuenta de ello, ni sentirán los efectos físicos de dormir de forma ineficiente debido a los ronquidos. De hecho, muchos de los hombres que asisten a una consulta médica para evaluar su calidad de sueño lo hacen porque su pareja les dijo que roncan, sin saber que tiene un efecto negativo sobre la fertilidad.

La resistencia al flujo de aire hacia los pulmones al momento de respirar da como resultado una oxigenación inadecuada.

Existe un padecimiento relacionado con el ronquido llamado síndrome de apnea obstructiva del sueño (SAOS). Las personas que lo padecen experimentan periodos intermitentes de falta de respiración, cuya duración es mayor a 10 segundos. El cese de respiración —y por tanto de oxigenación— se ha relacionado con hipoxia (bajos niveles de oxígeno) en diferentes órganos como el cerebro, el corazón, los riñones y, más importante en la etapa preconcepcional, en los testículos.

La falta de oxígeno en los testículos, aun cuando sea intermitente y por la noche, trae como consecuencia afectaciones en la motilidad de los espermatozoides, un parámetro relacionado con dificultad para lograr un embarazo.

La hipoxia también aumenta los radicales libres, sustancias que oxidan el ADN y pueden ocasionar una división inadecuada de cromosomas, muerte de células espermáticas, menor metilación que "blinda" a los futuros individuos de que una enfermedad se pueda presentar, entre otras.

Nuestro amigo Fede decía que dormía "perfecto" y nunca se sentía cansado, además aseguraba tener "mucha pila". Sin embargo, su esposa se quejaba de que sus ronquidos los escuchaba hasta el vecino. Los conflictos en su matrimonio eran de esperarse porque ella no podía dormir y, como consecuencia, vivía de mal humor, pero él no veía el problema. Luego de una polisomnografía, es decir, un estudio de sueño, Fede se dio cuenta de todo lo que no percibía: sus despertares nocturnos inconscientes, apneas graves (pasaba tres minutos o más sin respirar en varios momentos de la noche) que, además, traían como consecuencia latidos cardiacos irregulares que incrementan el riesgo de sufrir un infarto. Aun cuando decía sentirse bien, los datos objetivos mostraban lo contrario. Por esta razón —y para mejorar su relación de pareja—, aceptó el uso de un dispositivo llamado CPAP que lo ayuda a respirar mejor por la noche, sólo para darse cuenta de que luego de dormir de forma más efectiva se sentía con más energía, mejor enfoque, mayor velocidad de pensamiento y hasta con ganas de hacer ejercicio.

Para ese entonces Fede y su esposa ya llevaban un tiempo buscando un embarazo. En los meses antes del examen de sueño Fede se había sometido a una serie de estudios para entender por qué no habían podido lograr un embarazo y se dieron cuenta de que su calidad espermática era mala. Fue en ese momento que buscaron asesoría preconcepcional. De ahí la polisomnografía, y al hacer los cambios en su patrón de sueño mejoró también la calidad de sus espermatozoides. Fede y su esposa ya van por su tercer hijo.

El caso de Fede fue sencillo porque su esposa la pasaba mal, y por los ronquidos pudieron darse cuenta del problema. Pero ¿qué pasa si alguien duerme solo o sola? Eso le pasó a Michel, quien se sentía siempre sin energía y apenas rendía en el trabajo y en el ejercicio. Comenzó a empeorar día con día y decidió tomar siestas para reponerse un poco. Nos dijo que dormía bien, "más de ocho horas" (como muchas personas aseguran), que se dormía temprano, presumía de buenos hábitos, su trabajo le gustaba, etc. No tenía pareja que le dijera cómo dormía, pero se realizó un seminograma porque quería someterse a un proceso de congelación de espermatozoides. Los resultados no fueron los que esperaba: mala calidad y cantidad espermática. No pudo congelarlos. No sabía qué más podía hacer por su salud si ya hacía todo lo que estaba en sus manos, y por eso buscó ayuda preconcepcional.

La primera recomendación fue someterse a un estudio de sueño. Encontramos que su calidad de sueño era deficiente y apenas disfrutaba de pocas horas de sueño profundo. Cuando hablamos de sus resultados se acordó de que un día, de viaje con su hermana, ella le dijo que cuando se quedó dormido en el avión comenzó a mover las piernas "como si estuviera despierto", además de que rechinaba los dientes. En aquel momento no le dio importancia al comentario y pensó que el movimiento de piernas al dormir era por lo estrecho del avión. A pesar de que sentía que dormía bien por el número de horas de sueño y porque se acostaba temprano, padecía una condición llamada "síndrome de piernas inquietas" y otra llamada "bruxismo" (rechinar y hacer ruido con los dientes). Ambas alteran el patrón de sueño profundo e impiden descansar durante la noche, por eso la falta de energía durante el día. Además, eso nos llevó a evaluar si padecía anemia, pues ésta se relaciona con el síndrome de piernas inquietas, y en efecto fue algo que se tuvo que tratar con suplementación.

> El mal dormir, la anemia y la falta de sueño reparador contribuyeron a su mal resultado en el espermatograma.

Trató sus problemas de sueño, su anemia y atendió su bruxismo con un dentista. Después de ello, se sintió mejor, con más energía y pudo congelar sus espermatozoides. Michel ya formó una familia con su pareja.

Son muchísimos los tipos de alteraciones de sueño y en muchos casos no se presentan de forma individual. Por ejemplo, hay quienes no tardan en conciliar el sueño, pero su sueño se interrumpe varias veces por la noche; otras personas tardan horas en poder conciliar el sueño, pero una vez que lo hacen no se despiertan en toda la noche, y otras que experimentan una combinación de todo: no concilian el sueño, se interrumpe, se mantienen despiertos y alertas por las noches etc. Peor aún, las alteraciones de sueño pueden ser diferentes de un día para otro.

Cuando evalúes la calidad de tu sueño toma en cuenta la información que proporcionan las personas que te rodean y que buscan tu bienestar. Si dicen que roncas, que te mueves mucho durante la noche, que tienen que mover tu cuerpo para que respires, que rechinas los dientes o te notan de mal humor y cansado durante el día, busca una evaluación por un especialista en el sueño.

Una mala calidad de sueño se puede ver como cansancio físico, mal humor, poca concentración, velocidad de pensamiento más lenta, entre otras, pero existen efectos menos tangibles y más silenciosos que afectan a la salud. Además, existen personas más sensibles al mal dormir y sienten mucho más los efectos de una mala noche que otras. Lo que es un hecho es que las alteraciones crónicas en el sueño dañan a nuestro metabolismo y a nuestro material genético. Por ejemplo, aumentan el riesgo de diabetes, infartos, hipertensión, ansiedad, depresión, entre otras. Además, en las últimas décadas se ha descubierto que existe una estrecha relación del sueño con la salud reproductiva en hombres y mujeres, es decir, al dormir mal se afectan las hormonas sexuales necesarias para la gametogénesis, así como el material genético de espermatozoides y óvulos.

En las mujeres el ciclo menstrual tiene un ritmo propio que a su vez está conectado con el reloj central. Si éste se altera, afectará la secreción de hormonas y neurotransmisores indispensables para ambos ciclos. Es decir, hay una estrecha relación entre la liberación de melatonina y la secreción de hormonas femeninas dentro de un ciclo menstrual. Así, los cambios en el ciclo del sueño que alteren la producción de melatonina se pueden reflejar también en desajustes en el ciclo menstrual y hormonal, comprometiendo con eso la maduración de los óvulos y, por lo tanto, la fertilidad femenina. Existe una anécdota que demuestra que esta relación fue descubierta hace miles de años:

El hueso de Ishango

En la década de 1960, un grupo de geólogos belgas descubrieron, en el área de Ishango (ubicada en los límites de Uganda y el Congo) en África, un hueso que mostraba veintiocho marcas. Se estima que el hueso tiene entre 11 y 20 mil años de antigüedad y se piensa que fue el primer intento de crear una suerte de calendario. La pregunta, en debate, de los matemáticos, historiadores y arqueólogos es ¿qué habrá sido importante reportar cada veintiocho días? ¿Para quién habrá sido importante? La teoría más aceptada es que éste es el primer esfuerzo que hubo por hacer un calendario, que fue hecho por una mujer y que se basó en la relación entre su periodo menstrual y los ciclos de luz y oscuridad: cuántos días y noches pasaban entre una menstruación y otra.

La primera vez que Ale leyó esta anécdota no podía dejar de pensar en ella. Su mente le daba vueltas y logró conectar información que obtuvo en sus clases de licenciatura con las de la maestría y con la investigación que hicimos en salud preconcepcional. Todo fue tan obvio que no comprendía por qué nadie lo hablaba en consulta.

Para que las hormonas realicen sus funciones de forma adecuada se necesita de una cadencia y un ritmo que se debe de mantener sin variaciones

significativas y que el funcionamiento de cada
órgano del cuerpo sea el esperado.

Es mantener un ciclo circadiano sin grandes cambios.

Comparemos la relación entre las hormonas y el ciclo circadiano con un reloj analógico donde cada manecilla depende una de otra. Imaginemos que la manecilla del minutero marca los minutos de forma adecuada y, como consecuencia, la de las horas apuntará a la hora correcta. Pero si el segundero se retrasa o se adelanta, el sistema entero colapsará y, por lo tanto, el día ya no será de 24 horas. Esto mismo pasa con nuestro sistema hormonal: se desfasa una hormona y el resto sufre las consecuencias.

Un ejemplo de hormona con una fluctuación por horas del día es la insulina, que aumenta o disminuye según los horarios de alimentación, razón por la cual hay que mantenerlos constantes. Algunas hormonas fluctúan en periodos de 24 horas, como la melatonina y la hormona del crecimiento. Otras varían en periodos de tiempo mayores a 24 horas, como los estrógenos y la progesterona en mujeres, cuya fluctuación es lo que conocemos como el periodo menstrual (que significa ciclo con duración de un mes).

Cuando el reloj central (ubicado en el cerebro) se sale de ritmo, se altera la secreción de melatonina en el cuerpo. Este cambio saca de ritmo a los relojes periféricos, lo que hace que se modifiquen las vías metabólicas y hormonales, indispensables para la gametogénesis.

Se ha demostrado que las mujeres con horarios de sueño irregulares tienen más riesgo de ciclos desfasados, anovulatorios (donde no se desprendió un óvulo), y con ello menor probabilidad de un embarazo.

En los hombres el sueño deficiente aumenta el riesgo de una baja concentración y cuenta espermática, cambios en la motilidad y morfología de los espermatozoides.

El trabajo en turnos de noche es necesario en algunas profesiones, como médicos, enfermeras, pilotos, guardias de seguridad o cuidadores de personas. Cualquiera que sea, obliga a estar en alerta y a ignorar la señal de ir a dormir que envía la melatonina por la noche. Esto genera desbalances hormonales importantes tanto en hombres como en mujeres.

En el caso de las mujeres se puede ver reflejado en que los estrógenos y la progesterona, cuya secreción obedece a un periodo mensual (como en el hueso de Ishango con ciclos de luz y oscuridad), no estarán en los niveles necesarios para la concepción. El efecto negativo del trabajo por turnos afecta más a la fertilidad de las mujeres aun cuando muchas no sientan los efectos físicos de cambiar sus ciclos de sueño de forma constante. Cuando sucede, el proceso de ovulación, que debería ser cada mes, se puede retrasar o incluso inhibir, además de que el endometrio (la capa que se forma dentro del útero para que el embrión se implante) podría formarse de manera inadecuada, lo cual ocasiona que aun cuando pudiera haber una fecundación, falle el embarazo, porque el embrión no tiene dónde implantarse.

Otra forma de interrupción de ciclos regulares de sueño sucede en viajes a otras zonas horarias o por el síndrome transoceánico, sobre todo cuando se hacen en periodos cortos de tiempo. Es lo que se conoce como *jetlag* o síndrome del cambio de zona horaria, donde lo que ocurre es que se desincroniza el reloj central en el cerebro causando afectaciones en los relojes periféricos.

También existe el *jetlag* social, es decir, el desplazamiento en el ciclo de sueño de al menos cuatro horas y que sucede cuando nos desvelamos por placer, los fines de semana, por ejemplo. Los hombres se ven más afectados por ciclos cortos de sueño debido al efecto de la melatonina sobre las hormonas masculinas, cuya función es crear, madurar y asegurar el buen estado de los espermatozoides. Cuando la duración del sueño es de al menos siete horas, disminuye el riesgo de afectaciones espermáticas.

Por lo tanto, si estás en el proceso de mejorar tu calidad de sueño, prioriza en aquello que trae un mayor efecto positivo sobre ti:

Si eres hombre deberás lograr una duración de sueño entre siete y siete horas y media; si eres mujer, lo importante es que tu hora de dormir y despertar se mantenga constante para que tus hormonas y ciclos menstruales no sufran un desbalance.

Es importante analizar el entorno en el que dormimos para controlarlo, ya que en la mayoría de los casos aquello que interrumpe el sueño puede tener una solución, por lo que encontrarla contribuirá de forma positiva a tu salud en general y tu salud reproductiva. Los efectos negativos aparecen sintetizados en el siguiente cuadro. Los que tienen una flecha hacia arriba son aquellos cuya relación es significativa (es importante prestar atención) y aquellos con una flecha hacia abajo muestran que la relación es débil (pero no se deben dejar a un lado):

	Duración de sueño	Calidad de sueño (objetiva)	Cronotipo biológico	Desfase en ciclos de sueño
Fertilidad en mujeres	↓	↓	↓	↑
Fertilidad en hombres	↑	↑	↓	↓
Tratamientos de reproducción asistida (TRA)	↑	↓	↓	↓

Adaptado de Spaggiari, G., Romeo, M., Casarini, L., Granata, A. R. M., Simoni, M., y Santi, D. (2022). *Human fertility and sleep disturbances: A narrative review.* Sleep Medicine, 98, 13-25. https://doi.org/10.1016/j.sleep.2022.06.009.

El papel que la melatonina desempeña en nuestra vida va más allá del ciclo circadiano con enfoque en el sueño.

Se le conoce como una hormona multifuncional y una de sus tantas funciones está relacionada con la fertilidad debido a su potente capacidad antioxidante.

La melatonina es fundamental en la maduración de los ovocitos y su conversión en óvulos con capacidad para fecundar. Conforme van madurando dentro de los folículos se rodean de líquido folicular que contiene sustancias necesarias para su correcta nutrición y maduración. En condiciones normales, dentro del líquido también se deben encontrar altas concentraciones de melatonina, y éstas dependen de su adecuada secreción por parte del reloj central. Si tomamos en cuenta que los niveles más altos de esta hormona se dan entre las 11 de la noche y las tres de la madrugada, entenderemos que dormir tarde impide obtener la melatonina necesaria para los procesos de ovulación.

A pesar de que es un tema que se sigue estudiando, se ha demostrado que la melatonina actúa como un fuerte antioxidante tanto en hombres como en mujeres, por lo que también evita el daño por radicales libres. Además, a pesar de que no existen estudios concluyentes, se le ha considerado como un posible agente de antienvejecimiento ovárico.

Herramientas para lograr un sueño más reparador

Se ha demostrado que ciertas rutinas durante el día y la noche contribuyen a un buen descanso y a mejorar la salud. Para poner en práctica nuestra frase de "buenos días para buenas noches y buenas noches para buenos días" les presentamos algunas recomendaciones para hacer durante el día y antes de dormir:

1. Durante el día

a. Evita utilizar el botón de pausa cuando suene el despertador, pues podrías volver a otro ciclo de sueño que seguro quedará incompleto. Pausar la alarma y volver a dormir puede hacer que te despiertes con mayor sensación de cansancio y poca energía, es decir, como si te hubieran despertado en medio de un sueño profundo. Además, debemos buscar despertares más naturales con el paso de los días.

b. Busca exposición a la luz natural en las primeras horas después de despertar. Recordemos que nuestro reloj central comienza a sincronizarse por la mañana a través de la entrada de luz por los ojos, por lo que exponernos a luz natural en las primeras horas del día promoverá un mejor intercambio de hormonas (nocturnas y diurnas) y ayudará a sincronizar nuestro reloj central.

c. Trata de despertar todos los días a la misma hora. Fijar horarios establecidos para despertar ayuda también a conciliar el sueño a la misma hora por la noche, además, es una de las mejores estrategias para establecer una rutina de sueño.

d. Evita el consumo de bebidas con cafeína (café regular, refrescos, tés) después de las cuatro de la tarde. La cafeína estimula el sistema nervioso central y lo mantiene en alerta, lo que promueve que se inhiba la secreción de hormonas que se necesitan para dormir.

e. Mantente activo durante el día. El ejercicio físico regular mejora la oxigenación, lo que promueve un sueño más reparador. Te recomendamos que si eres de las personas a las que las estimula mucho el ejercicio, lo hagas al menos tres horas antes de dormir o de preferencia durante la mañana.

f. Realiza la mayor parte de las actividades mentales durante el día, sobre todo aquellas que te puedan generar estrés y estímulos mentales antes de dormir.

g. Si es posible, recibe luz natural en tu lugar de trabajo.

h. Evita tomar siestas largas y sobre todo después de las cinco de la tarde. Si vas a tomar una siesta, que no sea de más de 30 minutos.

2. Por la noche

a. Consume los últimos alimentos y bebidas del día al menos dos horas antes de dormir. Eso incluye cualquier *snack* después de la cena. Lo que se busca es evitar el proceso de digestión a la hora de acostarse, ya que puede interferir con la secreción de hormonas nocturnas como la melatonina. Evita una cena abundante, condimentada o con alto contenido de grasas.

b. Incluye técnicas de relajación 30 minutos antes de dormir:

- Técnicas de respiración
- Meditación
- Música relajante o de meditación
- Leer un libro en papel

c. Crea un ambiente adecuado:

- Disminuye la intensidad de la luz al menos una hora antes de dormir.
- De 30 a 60 minutos antes de dormir, evita el uso de dispositivos electrónicos, sobre todo los que emiten luz azul, y no los uses con las luces apagadas.
- Al menos una hora antes de dormir, evita estimular la adrenalina con el uso de videojuegos o series, películas y redes sociales con uso de violencia y estímulos mentales. Todo esto puede incrementar los niveles de cortisol antes de dormir.

> Una buena higiene del sueño ofrecerá las mejores condiciones para la producción óptima de óvulos y espermatozoides, además de llevarte a sentir descansado y con energía todos los días.

Todas estas recomendaciones deben ser flexibles y se tienen que personalizar dependiendo de las necesidades de cada persona. Recomendamos que se adapten a las circunstancias y sobre todo que midas día con día los beneficios de hacerlas.

Manejo del estrés

Una de las mejores maneras de reducir el estrés es aceptar las cosas que no puedes controlar.

M. P. Neary

¿Cuándo fue la última vez que te persiguió un tigre? Estamos seguras de que nunca te ha pasado. Sin embargo, el acecho de depredadores era común hace cientos de años y las sensaciones de alerta y escape quedaron tan impresas en nuestra epigenética que nuestro ADN sigue teniendo la necesidad de mantenerse en alerta por si acaso viene un tigre a atacarnos. Nuestros genes no han evolucionado de forma significativa durante miles de años, es decir seguimos teniendo una programación primitiva. En cambio nosotros como sociedad sí lo hemos hecho y, aunque vivimos mejor que nuestros ancestros (tenemos mejor acceso a alimentos, vivienda, calor, medios de transporte, electricidad, servicios de salud, etc.), nuestras células siguen sin poder "alcanzarnos" en este proceso evolutivo.

Lo anterior toma mayor importancia cuando se habla del estrés y su efecto sobre la epigenética y, en consecuencia, en la salud.

> Recordemos que la epigenética son marcas sobre los genes que funcionan como un interruptor de encendido y apagado sobre las enfermedades ya escritas en el ADN; es decir, puede ser la responsable de que aparezcan o no las enfermedades.

El estrés es un factor importante que decide si se enciende o se apaga dicho interruptor. Por eso debemos saber qué significa, para qué sirve, su efecto en la etapa preconcepcional y cómo manejarlo.

Tipos de estrés en la etapa preconcepcional

De acuerdo con la Organización Mundial de la Salud (OMS), el estrés se define como cualquier cambio que causa una presión emocional, física o psicológica sobre una persona.[1] Por naturaleza, incrementa ciertas sustancias en nuestro cuerpo, como el cortisol y la adrenalina, que son necesarios para responder a esos cambios. Y a pesar de que cuando pensamos en estrés le damos una connotación negativa, hay que entender que es una respuesta normal del cuerpo hacia *algo* que requiere atención. El estrés forma parte de nuestra rutina diaria y está compuesto de eventos que, de manejarse de forma adecuada, nos ayudan a ser mejores. Así que nos transforma, para bien o para mal.

El estrés se ha estudiado desde que existe la humanidad. Hace 2 500 años el griego Heráclito dijo que "el cambio es lo único constante en la vida". Esta frase se puede aplicar al estrés diario. Las reacciones positivas o negativas dependerán de las experiencias previas de cada persona.

Cambio (estrés) + reacción negativa = ansiedad, depresión, frustración, miedo

Cambio (estrés) + reacción positiva = adaptación al cambio

Darwin, en su teoría sobre la evolución, dejó claro que no era el más fuerte ni el más rápido el que sobrevive, sino el que mejor se adapta al cambio.

Por cambio se refería a cualquier estrés físico, emocional o psicológico que se viviera en el momento. La preparación para un embarazo representa estos tres tipos de cambios. Por eso, para algunos puede ser una etapa compleja.

> La elevación continua de adrenalina y cortisol por eventos estresantes afecta directamente a los espermatozoides y a los óvulos.

Se tiende a normalizar el estrés y lo escuchamos en frases como: *Es normal trabajar tantas horas. Puedo manejar perfectamente el estrés de mi trabajo. A mí el estrés no me afecta. El estrés me hace trabajar mejor. Solamente trabajando bajo estrés termino todo a tiempo. Si no estoy estresado, no trabajo bien.*

Si piensas tener hijos, es importante que replantees estas conductas y evites normalizarlas para que no afecten a tus células sexuales y la epigenética de tus hijos. Con la experiencia que tenemos dentro de la nutrición y la salud preconcepcional, hemos concluido que existen dos tipos de estrés que deben ser identificados para ser atendidos de manera correcta:

- **Estrés cotidiano.** Se conforma del estilo de vida (trabajo, familia, economía, vivienda, seguridad alimentaria, estado de salud, etc.). Es un estrés al cual todos estamos expuestos en diferentes grados.
- **Estrés preconcepcional.** Sucede cuando visualizamos nuestra vida como padres o madres. Nos "estresa" (de forma positiva o negativa) el pensar si seremos buenos padres o madres, si podremos cuidarlo, etcétera.

A estos tipos de estrés puede responderse de dos maneras, negativa y positiva.

- Una reacción negativa traerá como consecuencia vivir un **estrés persecutorio o estrés anticipado.** Es un proceso mental en el cual nos imaginamos una situación negativa que no ha ocurrido y ni siquiera sabemos si ocurrirá. En el periodo preconcepcional, un ejemplo sería el de una mujer que escucha que otras tardan en embarazarse y piensa: ¿si me sucede a mí? ¿Si soy infértil y nunca puedo concebir? El sólo pensarlo genera ansiedad, lo que puede ser perjudicial para la salud física y mental. Hay que tomar este estrés como oportunidad para actuar y no sólo para preocuparse.

- El estrés producto de una reacción positiva nos lleva a hacer algo, a tomar acciones en nuestra vida. Es cuando suceden situaciones que podrían considerarse negativas, pero sabemos darle la vuelta y sacar algo bueno de eso. En el periodo preconcepcional podríamos verlo como la "oportunidad de la prueba negativa", que es el momento en el cual esperas un embarazo pero no lo obtienes. Verlo como una gran oportunidad para hacer los cambios necesarios y ponerte en acción.

> Evita verlo como un evento fatalista,
> visualízalo como una alerta del cuerpo diciendo
> "hay cosas por mejorar".

Hemos visto que la mayoría de las historias de quienes están en el periodo preconcepcional confluyen el estrés cotidiano, el preconcepcional y, en diferentes grados, el persecutorio y el positivo. Debemos disminuir el estrés persecutorio y aumentar el estrés positivo controlando y mejorando nuestra respuesta al estrés como una "llamada a la acción".

Mariana y Manuel, ambos de 30 años, llevaban tres años de casados y planeaban tener hijos en dos años más. Se sentían preocupados porque Tania, amiga de Mariana desde niñas, llevaba tres años intentando embarazarse. Después de varios estudios, le encontraron que tenía varios problemas uterinos que le impedían embarazarse. A eso se sumaba que su esposo tenía una baja cuenta de espermatozoides. En ese momento las posibilidades para que Tania se embarazara eran mínimas, por lo que vivía con angustia y tristeza. Tania le contaba todos sus problemas y preocupaciones a Mariana, lo que llevó a que con el tiempo empezara a preocuparse de que a ella le pasara lo mismo y no pudiera embarazarse (estrés preconcepcional persecutorio/anticipado).

Mariana decidió cambiar sus planes e iniciar la búsqueda del embarazo cuanto antes. No le dio razón alguna a Manuel, sólo le avisó que ya quería embarazarse. El estrés anticipado de Mariana la llevó a sufrir problemas de pareja porque de pronto quiso cambiar todo lo que habían planeado. Cada uno se fue atrincherando en su postura. Mariana vivía de mal humor y obsesionada con el tema del embarazo. La vida de los dos cambió de súbito. Ella creó esta situación sin darse cuenta de que lo que le pasaba a su amiga era un caso específico y no significaba que le iba a suceder a ella también.

Luego de meses de hablarlo y darle vueltas al tema, Mariana y Manuel buscaron ayuda médica profesional para saber si ella tendría problemas para el embarazo. Les sugirieron hacerse exámenes médicos. Todo estuvo en orden. Así, pudieron esperar con calma los dos años que tenían planeados para que su familia creciera.

En el caso de Mariana y Manuel, el estrés anticipado se convirtió en positivo cuando tomaron la iniciativa de buscar ayuda e indagar en su salud reproductiva. Es normal que la primera reacción sea catastrófica ante un momento de estrés y después se acepte. Es parte de la búsqueda por supervivencia y es un proceso que lleva por nombre síndrome de adaptación general,[2] el cual se divide en tres fases:

1. **Alarma.** Aquí sentimos que hay un peligro. El cuerpo manda una señal de alarma por medio de la adrenalina para huir o luchar. La persona sentirá que el evento en cuestión es amenazante. No hay resistencia al estrés, pero el cuerpo como método de supervivencia comenzará a producir hormonas que contrarrestan ese sentimiento y comenzará la segunda fase de este síndrome.
2. **Resistencia.** El cuerpo comienza a producir hormonas como el cortisol, que equilibran el efecto negativo de la adrenalina. En principio, el cortisol protege el corazón, los músculos y el cerebro de los efectos que produce la adrenalina en el cuerpo como taquicardia, pérdida de tono muscular y elevación de la glucosa (entre otras). Sin embargo, esto crea una falsa sensación de que puede soportar todo aquello que se presenta sólo porque está trabajando con hormonas de equilibrio, lo malo es que éstas se agotan, la protección se termina y se llega a la siguiente fase.
3. **Agotamiento.** Los mecanismos de equilibrio dejan de surtir efecto puesto que la sensación falsa de resistencia toleró ya más carga de estrés de la que es posible manejar. Ahora sí aparecen los efectos negativos del estrés a nivel psicológico, físico y metabólico: ansiedad, poca energía, desequilibrios hormonales que llevan a diferentes padecimientos. Lo

importante en esta fase de agotamiento no es si te va a pasar o no, sino cuándo te va a pasar.

Lo más importante de estas fases es identificarlas y hacerlas conscientes para poder actuar y evitar que cause efectos negativos en la salud física, emocional y, en esta etapa, en la fertilidad.

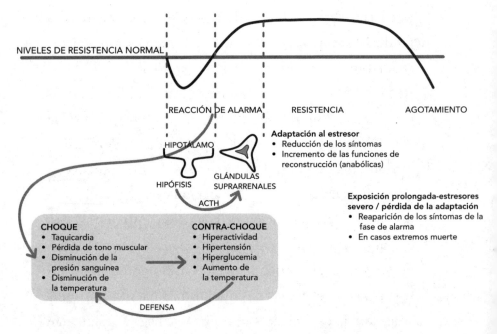

Imagen tomada de Guerri, M. (2023, 18 de mayo). *Estrés y el síndrome general de adaptación de Seyle*. PsicoActiva.com: Psicología, test y ocio Inteligente. https://www.psicoactiva.com/blog/estres-sindrome-general-de-adaptacion/.

Para entender mejor estas fases tomemos el caso de Melissa, una mujer que siempre había querido ser madre, tuviera pareja o no. Su trabajo era estable, además de que no le generaba mucho estrés, de hecho, lo disfrutaba. Su familia era unida y cariñosa. A mediados de sus treinta comenzó su deseo por tener un hijo. A pesar de que siempre quiso ser madre, por su cuenta o en pareja, en los últimos años había querido conocer una persona con quien pudiera comenzar su familia. Al no encontrarla, comenzó a sentir ansiedad. Decía que se sentía siempre con "prisa" (aquí podría considerarse la primera fase de alarma).

Todos los días trataba de aceptar su situación, pero eso la hacía sentir cada vez peor, como si sufriera de taquicardia. Siguió así durante semanas, y esto comenzó a afectar su sueño y su estado de ánimo (segunda fase resistencia).

Un día, de la nada, después de semanas de mal dormir, llegó al trabajo y colapsó. Nos contó que sintió unas ganas enormes de llorar hasta el cansancio. Y eso sucedió (tercera etapa).

Después de este evento, Melissa aceptó que si quería ser madre lo haría sola. Así que enfrentó su situación, buscó ayuda y durante cinco meses se preparó para un procedimiento de extracción y congelación de óvulos. Logró congelar una buena cantidad de buena calidad. Hoy Melissa sigue con su mismo estilo de vida y tranquila de que pudo preservar su fertilidad hasta que esté lista para ser madre con o sin pareja.

Comenzar la etapa preconcepcional con la menor carga de estrés posible es lo ideal para poder llevar a cabo todos los cambios en el estilo de vida que optimizarán la calidad del óvulo y del espermatozoide y preparará al cuerpo de la mujer para recibir al embrión.

Si no existe un manejo de estrés adecuado, la posibilidad de enfocarse en un estilo de vida saludable disminuye, pues bajo una sensación continua de peligro el cuerpo se aferra a buscar la supervivencia. Existe una relación negativa directa entre las sustancias químicas que produce el cuerpo en una situación de estrés y las hormonas que se necesitan para que produzcan los óvulos y los espermatozoides, es decir, las primeras inhiben a las segundas, por lo que en situaciones de constante estrés disminuyen las probabilidades de concebir.

Otra situación con la que nos topamos con frecuencia es que la gente no relaciona otros problemas de salud como una consecuencia del estrés. Por ejemplo, las alteraciones en el sueño, los problemas gastrointestinales como colitis, gastritis, reflujo, estreñimiento o irritabilidad y mal humor, lo que los lleva a curar el síntoma y no la causa. Por lo general, primero se buscan medicamentos para disminuir el malestar, y al mejorar ya no se relaciona que la causa fue el estrés, por lo que es probable que se vuelva a presentar y entonces se vuelva un círculo vicioso que involucra ciclos de medicamentos que en algunos casos se pueden evitar.

El estrés oxida y hace mucho daño a tus células

Sensaciones como: tensión en ciertas áreas del cuerpo, en nuestra mente, palpitaciones del corazón, temblores, sentir "mariposas" en el estómago, pueden ser señal de que las moléculas producidas por el estrés están circulando por nuestro organismo. Son alertas de un peligro inminente. Si tu corazón late más rápido, la sangre llega con más velocidad a tus piernas para que huyas. Las mariposas en el estómago son una advertencia de que no debes comer, pues tu sistema digestivo no está preparado para recibir alimento. Ahora bien, no siempre vas a sentir cómo estas moléculas afectan ciertos órganos, porque no todo estrés ocasiona un cambio repentino. De todas formas, estas moléculas del estrés dañan a las células del cuerpo, incluidos los óvulos y los espermatozoides.

Existen diferentes moléculas relacionadas con el estrés, ya hemos hablado del cortisol y la adrenalina, pero existen otras llamadas especies reactivas de oxígeno (ROS, por sus siglas en inglés) que a su paso por nuestro organismo oxidan nuestras células y en el periodo preconcepcional tienen efecto negativo en hombres y mujeres afectando los procesos de fertilidad.

Cuando una mujer se encuentra bajo estrés constante estas moléculas envían señales de supervivencia. Con eso obligan a su cuerpo a centrar su atención en los órganos vitales, como el corazón, los pulmones, los riñones y los músculos. El sistema reproductor no es esencial para la sobrevivencia. Por lo tanto, en situaciones de constante estrés la energía, los nutrientes y las hormonas necesarias para su correcto funcionamiento no estarán en niveles adecuados para realizar las funciones que se esperaría. Los efectos se ven en mujeres, cuyos ciclos se pueden volver irregulares (parecido a lo que sucede con la privación del sueño), ciclos sin ovulación (llamados anovulatorios) en los cuales, aun cuando hay menstruación, el cuerpo no tuvo la energía suficiente para madurar un óvulo y, por lo tanto, nunca existió la posibilidad de un embarazo. El estrés, además, puede ocasionar que no haya una implantación aun cuando el óvulo haya sido fecundado.

Recordemos lo platicado al inicio de esta sección: los genes, que son los responsables de la programación de todo nuestro organismo, no saben distinguir entre estrés por una hambruna, guerra, persecución o por un trabajo demandante, o ese que se puede sentir en las reuniones familiares con la tía incómoda preguntándote cuándo vas a empezar a crecer tu familia. Estrés para tu cuerpo es sinónimo de peligro, así que querrá huir de ello y evitarlo lo más posible.

> Si notas que la preparación para el embarazo comienza a causar ansiedad, frustración o pensamientos rumiantes, lo mejor será buscar ayuda y aprender, poco a poco, a soltar el control, en lugar de que el miedo a no poder ser padre o madre te provoque una obsesión y constante estrés.

En los hombres el impacto también es negativo, pues el estrés afecta de manera directa a la formación, maduración y salud del espermatozoide, que, como recordarás, contiene el 50 % del material genético de tu futuro bebé. Las especies reactivas de oxígeno afectan de manera directa el proceso de división celular que llevan a cabo los espermatozoides todos los días, relacionándose esto con rupturas en las cadenas de ADN, mutaciones genéticas y división inadecuada de cromosomas.

Es importante hablar de los efectos en hombres porque el efecto negativo es inmediato. La ventaja es que la solución del problema también es rápida. Existen estudios en hombres jóvenes universitarios en los cuales se evaluó la calidad espermática durante y después del periodo de exámenes.[3] Los resultados fueron que, durante los exámenes, la calidad de su esperma y la velocidad de movimiento era deficiente, mientras que en la fase menos estresante de su ciclo escolar tanto la calidad como la velocidad de sus espermas era normal y la esperada para su edad. Ante procesos agudos de estrés podemos encontrar estos cambios negativos en personas de cualquier edad (incluyendo jóvenes universitarios), pero esto se agravará si el estrés se convierte en crónico.

Los efectos negativos del estrés se pueden medir a nivel epigenético. Hablamos del efecto a nivel físico de la hambruna holandesa de 1944 sobre tres generaciones posteriores, pero también se tienen resultados impresionantes sobre el efecto epigenético del estrés psicológico. Por ejemplo, existen estudios experimentales en animales, en los cuales se expuso a un grupo de ratones a choques eléctricos (estrés físico) cada vez que se acercaban a comer a un señuelo.[4,5] Después, cuando a la siguiente generación de ratones se le ofrecía el mismo señuelo, éstos evitaron comerlo y mostraron signos de estrés y ansiedad aun cuando nunca habían recibido choques eléctricos. Lo más interesante de estos estudios es que la tercera generación de ratones también mostró signos de ansiedad ante el mismo estímulo. Con esto, demostraron que el miedo puede ser heredado por generaciones, aun cuando esto no implique un cambio en el ADN. Esto sucede porque van quedando marcas epigenéticas que alertarán de situaciones de estrés incluso aunque éstas no sucedan.

A partir del experimento con los ratones se ha estudiado a poblaciones que han pasado por periodos de estrés y miedo. Como se podrán imaginar, se encontró una herencia similar a la que se ve en los estudios experimentales en animales y en los seres humanos. Estos efectos se han estudiado en comunidades de personas que sobrevivieron el Holocausto, hijos de veteranos de guerra y, de manera más reciente, hijos de sobrevivientes de los ataques a las torres gemelas en Nueva York en 2001.

El buen manejo del estrés es un deber de los futuros padres, sin importar que exista o no un problema de fertilidad. El estrés negativo afectará desde el proceso de la formación y maduración de los óvulos y los espermatozoides, la fecundación, la implantación y el embarazo, y todo ello se verá reflejado en futuros hijos con mayor carga epigenética para ciertas enfermedades, ansiedad o depresión.

¡Me quiero embarazar!

El cuerpo humano es sabio, está programado con un ADN que no ha evolucionado y cuya única misión consiste en buscar, a toda costa, la supervivencia, el confort y la felicidad. De acuerdo con esto, podemos saber que en un mundo de estrés y amenaza, el cuerpo de una mujer evitará un embarazo, pues es un atentado contra su vida y la de sus futuros hijos. Puesto de otra manera: si de forma constante tu cuerpo recibe señales de peligro (producto de estrés crónico), éste puede ser un factor por el cual el embarazo no se haya concretado.

La línea que se dibuja entre la emoción y la obsesión por un tema así es muy similar, pues divide la percepción de felicidad con la de angustia en tu cuerpo y definirá si la experiencia que vives es positiva o negativa. Lo hemos visto incontables veces en las personas que asisten a su asesoría preconcepcional: llegan con más de 10 suplementos distintos en la mano, han leído incontables blogs o escuchado decenas de podcasts sobre el tema. Es maravilloso informarse, de hecho, nos da gusto que lo hagan, siempre y cuando se haga con cautela, con una evaluación de las fuentes y buena discriminación de lo que aplica y lo que no. Por supuesto, eso se complica cuando existe una sensación de urgencia o de impotencia.

Es normal que las personas caigan en este apuro, pues cuando buscan asesoría, por lo general, es después del quinto ciclo fallido. Las personas, ya desesperadas, vuelcan sus energías en la necesidad de control sobre el problema y suelen tomar acciones radicales y con prisa. Muchas de esas acciones incluso carecen de raciocinio (y de fundamento científico ya ni hablamos), pero se toman en momentos de estrés.

Un ejemplo es el caso de Andrea, quien después de varios meses de buscar el embarazo (sin ningún diagnóstico de infertilidad) buscó medidas a las que ahora no puede encontrar sentido alguno. Una amiga suya, que por cierto no estaba buscando el embarazo, le comentó que había una "doctora" que hacía tratamientos con orina. El tratamiento consistía en envolverse en sábanas frías, empapadas en orina de mujeres embarazadas, con el supuesto de que esa orina haría que ella mejorara su fertilidad. Hoy lo ve como un sinsentido, pero en ese momento quería hacer lo que fuera para lograr el embarazo. Por supuesto, estas sesiones nunca mejoraron su fertilidad.

Hemos visto pacientes que por la información que han obtenido toman tantos suplementos o diseñan planes de alimentación con tantas restricciones que, en lugar de ayudar a su cuerpo, crean un mayor estrés que el emocional, debido a la restricción y el exceso de suplementación que generan también un estrés físico.

> En el periodo preconcepcional el estrés físico, emocional y psicológico se pueden evitar si desde antes de comenzar esta etapa se recibe asesoría y evaluación profesional.

La evaluación y asesoría debería iniciar al menos tres meses antes de la planeación de un embarazo, y si esto no es posible, puede comenzar con la "oportunidad de la prueba negativa", que es lo que nosotras consideramos una llamada a la acción para documentarse y tomar acciones concretas. Imagina esto como un viaje en carretera. Por un lado, puedes usar un mapa impreso y, por otro, una aplicación como Google Maps. Si utilizas el mapa impreso estarás haciendo una interpretación del camino con lo que puedes imaginar que *debe ser*, con lo que conoces y con lo que te han dicho. Existe una gran posibilidad de que te equivoques o tomes rutas peligrosas. En cambio, si utilizas una *app* basada en algoritmos de inteligencia artificial el camino que sea sugerido será más certero y tendrás menos probabilidades de que sea peligroso o erróneo. A nuestras pacientes que dicen que su cuerpo no quiere embarazarse porque han probado todas las rutas y sigue sin funcionar, les decimos:

> En realidad estaban intentando ir por caminos que no eran necesarios transitar tomando suplementos erróneos, haciendo dietas inadecuadas y llevando a cabo acciones innecesarias en esta etapa de la vida.

Mónica, paciente de Gaby, le dijo en algún momento: "Ya, me rindo, ¡me voy de viaje!". No se estaba rindiendo en realidad. No estaba tirando la toalla, sino que se rendía a tomar el control total de la situación. En aquel entonces ella decidió ir con una amiga a hacer el Camino de Santiago (el mismo que hizo Ale en España) y, días antes de irse, le envió a Gaby una foto de su prueba de embarazo positiva. Cuando quitó el foco de atención (y, por lo tanto, disminuyó el estrés) a sus intentos de embarazo, ayudó a que su cuerpo tuviera una mayor disposición y capacidad de llevar a cabo este proceso.

Siempre recomendamos que se centren en lo que sí se puede controlar, como son las horas de sueño, cómo reaccionas ante el estrés, tu forma de cocinar, la elección de alimentos, si te mueves o no, tu uso de sustancias tóxicas o adictivas e ir, como Mariana y Manuel, a una revisión profesional para cerciorarse de que todo está bien. Y, sobre todo, quitar el foco de todo aquello no se puede controlar.

Algunas veces irás a algún restaurante o a casa de amigos en donde habrá opciones de alimentos que no son las más adecuadas, y esto no quiere decir que te debas quedar con hambre o irte de ahí, sino que debes soltar un poco el control sobre la alimentación y disfrutar el momento, sabiendo que mientras cuides la mayor parte del tiempo a tu cuerpo, una comida fuera de lo recomendado y de vez en cuando no te hará daño. Es concientizar que a pesar de que esa comida no es la que hubieras elegido, el momento que vas a vivir con amigos y familiares te va a dar momentos de paz y alegría, indispensables también para este periodo. En ocasiones no podrás ejercitarte como quisieras, y esto no será un problema si lo haces con regularidad. Habrá noches en las que asistas a algún evento o debas desvelarte por cuestiones de trabajo o viajes, y como tú no controlas los eventos que suceden a tu alrededor, mientras sepas escoger cuándo sacrificar tu sueño y cuides el resto de las noches, tampoco te harán daño.

Puedes aprender a pausar y mejorar tu reacción ante el cambio para que al final sea adaptación y no ansiedad lo que predomine.

Y sabiendo que el estrés es un tema complejo y que cada quien, debido a sus experiencias, formas de reaccionar y herramientas internas, deberá abordarlo de forma diferente, recomendamos lo siguiente para sobrellevarlo mejor:

- Terapia psicológica: Incluir terapia psicológica no sólo aborda el estrés preconcepcional, sino que también te puede preparar para los futuros cambios que implica la llegada de un bebé, te puede brindar estrategias para manejar el estrés que para algunos conlleva el proceso de paternidad y te ayuda a fomentar un ambiente emocionalmente saludable para el desarrollo del niño.

- Meditación mindfulness: Según un estudio de la revista *Fertility and Sterility* (6), dedicar tiempo a la meditación puede ser beneficioso para las parejas que intentan concebir. La meditación mindfulness enseña a tranquilizar la mente y relajar el cuerpo de manera profunda, lo que puede llevar a un estado de mayor calma y menor tensión. Este estado de calma puede contribuir positivamente a la salud reproductiva, ya que un cuerpo puede funcionar mejor en todos los aspectos, incluyendo la fertilidad.

- Ejercicio físico regular: Es importante que el ejercicio sea moderado y no se convierta en una fuente adicional de estrés. La obsesión con cualquier actividad física puede ser contraproducente, ya que el ejercicio de alta intensidad podría afectar negativamente los niveles hormonales y la fertilidad.

- Cocina: Cocinar en casa permite un mayor control sobre la calidad de los ingredientes y para algunos puede ser una actividad relajante y gratificante. Una dieta rica en alimentos integrales y bajos en azúcares y procesados ayuda a reducir los niveles de cortisol y mejora la respuesta al estrés. Además, dedicar tiempo a la preparación y disfrute de los alimentos puede fortalecer la conexión emocional entre los miembros de una pareja. De igual forma, en el contexto de familias monoparentales, tomarse el tiempo para cocinar refleja un cuidado personal que nutre tanto el cuerpo como el espíritu.

- Técnicas de relajación: La respiración diafragmática, comúnmente practicada en yoga y meditación, es una técnica poderosa para aliviar el estrés. Se realiza sentado cómodamente, enfocándose en llenar el abdomen de aire, lo que permite una señal de calma al cerebro y ayuda a relajar el cuerpo. La técnica de respiración 4-7-8 complementa este método: se inhala durante cuatro segundos, se retiene el aliento durante siete y se exhala suavemente durante ocho. Estas prácticas pueden integrarse fácilmente en la rutina diaria y son excelentes para promover un estado de paz.

- Tiempo en la naturaleza: Para quienes viven en la ciudad, tener un perro puede ser una excelente motivación para salir y caminar regularmente. También, la luz natural del sol incrementa la producción de vitamina D, la cual juega un papel importante en la regulación de los ciclos menstruales y la calidad del esperma. Se puede crear un espacio verde en casa con plantas o dedicar tiempo los fines de semana para visitar parques locales, montañas o jardines botánicos.

- **Actividades recreativas:** Realizar actividades recreativas en pareja, como juegos de mesa, baile o senderismo, puede fortalecer la relación y proporcionar un espacio para la conexión y el alivio del estrés preconcepcional.

- **Apoyo social:** Muchas parejas optan por no compartir noticias de un embarazo en las primeras semanas, pero contar con una red de apoyo desde el inicio puede proporcionar un gran consuelo y ayuda en cualquier desenlace. Participar en foros y grupos de apoyo puede ayudar a desestigmatizar los problemas de fertilidad y construir una comunidad solidaria.

- **Planificación y organización:** Hablar con parejas que ya tienen hijos y buscar consejos sobre la paternidad puede ayudar a los futuros padres a tener expectativas realistas y a estar mejor preparados para los desafíos que vienen con el nacimiento de un hijo, reduciendo así la ansiedad preconcepcional.

- **Acompañamiento en el duelo por pérdidas de embarazo:** La terapia psicológica o tanatológica es fundamental para manejar el duelo tras una pérdida gestacional, ya que puede ser una experiencia emocionalmente devastadora. El acompañamiento de un terapeuta ayuda a procesar el duelo una mejor manera. Un psicólogo especializado puede ofrecer un espacio seguro y confidencial para explorar sentimientos de tristeza, culpa o enojo que a menudo acompañan a estas situaciones. Además, el terapeuta puede enseñar estrategias de afrontamiento para ayudar a las personas a manejar la angustia y la incertidumbre que pueden surgir durante la recuperación. Es importante que tanto los individuos como las parejas reconozcan la necesidad de este apoyo y busquen ayuda profesional para atravesar estos momentos difíciles. Saber que no están solos en este proceso puede ser un paso crucial en la sanación. Además, este acompañamiento puede mejorar la resiliencia emocional y psicológica, lo que también puede ayudar para futuros intentos de concebir, así como para fortalecer la relación de pareja o el bienestar individual en el caso de padres solteros. Con este acompañamiento se busca no sólo la recuperación del duelo sino también potenciar la fortaleza emocional ante los desafíos futuros de la concepción y la paternidad.

Alimentación preconcepcional

Que tus elecciones sean un reflejo de tu esperanza,
no de tus miedos.

NELSON MANDELA

"Ya no sé ni a quién creerle, estoy muy confundida", le dijo Natalia a Ale haciendo referencia a sus intentos para lograr un embarazo. Su médico le había dicho cuatro años atrás que debía perder peso antes de intentar embarazarse. En aquel entonces y por iniciativa propia comenzó una dieta estricta en la cual eliminó los carbohidratos (frutas, cereales, leguminosas, incluso algunas verduras verdes) y logró bajar de peso, pero no se embarazó. Decidió ir con un especialista en nutrición, quien le recomendó eliminar los lácteos y el gluten. A pesar de que Natalia y su esposo aplicaron estos cambios drásticos en su alimentación, no pudieron lograr un embarazo. Tiempo después, Natalia vio en redes sociales un video sobre cómo el ayuno era clave para mejorar la salud y lo adaptó a su vida: dejaba de comer a las siete de la tarde y volvía a comer a la una de la tarde del día siguiente. Por supuesto, seguía sin lograr un embarazo, y lo más asombroso es que mantenía estos cambios que para ella eran vitales, ya que se los habían dicho las personas cuyos títulos universitarios les daban credibilidad ante sus ojos. Por mucho que le costara, adaptaba a su vida cada consejo nuevo. Intentó todo lo que estaba en sus manos para lograr su sueño de ser madre y aun así se le seguía escapando.

Cuando llegó con Ale, Natalia era una paciente con diagnóstico de malnutrición, con miedo de comer carbohidratos, gluten, lácteos, a desayunar e incluso hasta comer después de las siete de la tarde. Además, sufría desbalances metabólicos a causa de todas las restricciones que adaptó a su vida, y cuando intentaba ser flexible se sentía mal física y emocionalmente.

Cuando se restringen alimentos sin justificación se pueden crear intolerancias que antes no existían, por lo que al volver a consumirlos nuestro cuerpo puede rechazarlos, algo común en personas que eliminan el gluten y los lácteos de su dieta.

En su andar con diferentes médicos, ninguno le había pedido estudios bioquímicos. Nosotras se los pedimos para saber nuestro punto de partida. Natalia padecía de anemia severa a causa de deficiencia de hierro y vitaminas B_9 y B_{12}, pero no se sentía *tan* mal porque con el tiempo su cuerpo se había adaptado. Fuimos claras con ella: antes de pensar en un embarazo debía llegar a un estado nutricional adecuado. Lo ideal era no embarazarse al menos en los siguientes tres meses, en los cuales debía enfocarse en nutrirse de nuevo.

Natalia nos buscó porque, al escucharnos en un podcast, pensó que podía ser portadora de la mutación genética MTHFR y quería confirmarlo con un estudio genético para, por fin, recibir recomendaciones personalizadas. Con los resultados de su prueba y luego de indagar más en su historia de salud personal y familiar, confirmamos que cargaba con esta mutación, algo clave para el diseño de las recomendaciones individualizadas. Pero sobre todo logramos disminuir su estrés relacionado con la comida. Ella y su esposo lograron un embarazo que, para sorpresa de todos, fue gemelar.

Natalia es un caso común entre muchas de las pacientes que buscan un embarazo.

Puede ser una etapa de vulnerabilidad y por eso los consejos en redes sociales y aquellos que van de boca en boca (como los de tías, abuelas y vecinas) se toman como ley y no como recomendación.

Muchos de ellos pueden generar temor, por lo que el apego se basa más en el miedo a no embarazarse que en la esperanza de lograrlo. El deseo de un embarazo puede llevar a las mujeres a caer en alarmismo y a tomar decisiones drásticas sobre su salud. El término alarmismo o *fearmongering* (seguro así lo verás en tus redes sociales) se refiere a una forma de manipulación con la cual se crea un miedo excesivo a algo por medio de rumores y datos falsos con la intención de vender un producto o servicio que supuestamente será la solución a ese miedo que de entrada fue una invención. Lo verás, por ejemplo, en retos de "veintitantos días sin gluten y lácteos para aumentar tu fertilidad", en los que el mismo plan de alimentación se da a todos los participantes y no hay forma de saber si la fertilidad en realidad aumentó. La meta es vender, que en este caso fue el reto y que en otros casos puede ir acompañado de la compra de productos como suplementos, tés, alimentos específicos, etc. La información alarmista suele presentarse en masas, en el mismo periodo de tiempo, es decir, son modas que después se olvidan. ¿Recuerdas cuando se decía que consumir avena era similar a tomar cianuro en bajas dosis? ¿O que comer fruta (por su contenido en azúcar) es el inicio de los problemas de drogadicción porque el azúcar causa este padecimiento? Así han existido cientos de ejemplos sin justificación científica.

> Una de las razones para escribir este libro es evitar que seas víctima de alarmismos y puedas identificar lo que necesitas de parte de profesionales de la salud. Queremos darte paz en tu alimentación durante esta etapa.

Alimentación preconcepcional: ¿cuánto tiempo la debes de seguir?

En hombres, la alimentación durante el periodo preconcepcional debe durar al menos tres meses previos a comenzar relaciones sexuales sin protección con el objetivo de lograr un embarazo, o hasta tener una prueba positiva. En mujeres, los cambios deben mantenerse hasta el posparto, es decir, por un periodo de 30 meses en total (que incluye al menos los tres previos, los nueve del embarazo y los 18 de recuperación). El objetivo es nutrir el cuerpo, tratar de subsanar deficiencias y optimizar la función y el material genético de los óvulos y espermatozoides para que, al momento de la fecundación, tus hijos reciban la mejor versión de los padres y una protección a largo plazo.

Actualmente vemos que algunas de las recomendaciones de alimentación y salud se enfocan en incrementar vitalidad (más energía), otras para longevidad (vivir más y mejor) y otras son específicas para el periodo preconcepcional, y a pesar de que todas ellas puedan ser saludables, no necesariamente tienen que coincidir entre sí. Pero lo que sí es seguro es que si tu objetivo es buscar un embarazo, quizá debas cambiar ciertos hábitos. Un ejemplo de esto es la recomendación de tomar dos tazas de café al día para tener más energía (vitalidad). La recomendación no aplica para mujeres durante el periodo preconcepcional porque puede causar que los vasos sanguíneos uterinos se estrechen y se incremente el riesgo de pérdidas gestacionales.

> La información que presentamos en este libro es exclusiva para el periodo preconcepcional.

Encontrarás algunas recomendaciones sobre todo aquello que quizá debas evitar o cambiar ahora pero que podrías incluir o retomar en otras etapas de tu vida donde ya no tengas planeado concebir.

Sobre la definición de dieta

Estamos acostumbrados a relacionar la palabra *dieta* con restricción, estrés y, sobre todo, con un periodo limitado. La palabra dieta en este libro se refiere al conjunto de alimentos que vas a ingerir, que no son ni buenos ni malos, sólo óptimos para esta etapa.

No existe una dieta o un patrón de alimentación generalizado para la fertilidad. Nuestra experiencia nos ha llevado a consultar pacientes que siguen recomendaciones con este fin y no logran su meta por no atacar el problema base. Por lo tanto, en las siguientes páginas encontrarás una guía para evaluar tu dieta y mejorarla según cada situación. Tu dieta ideal para este periodo será distinta a la de otras personas porque tus necesidades son únicas.

> Tu *dieta preconcepcional* deberá ser variada, equilibrada y suficiente, es decir, que contenga una diversidad de alimentos que guarden un equilibrio

entre vitaminas, minerales, carbohidratos, proteínas y grasas.

Mientras mayor variedad aportes de cada grupo, mejor será tu nivel de nutrición.

Además, debes darle a tu cuerpo la energía necesaria para tus actividades diarias. Si tu cuerpo percibe que el aporte energético no es el ideal para sobrevivir, lo primero que hará es enviarles nutrientes a los órganos más importantes como el corazón, el cerebro y los riñones y se olvidará del sistema reproductor, pues no es esencial. Por lo tanto, sin la energía suficiente, la calidad de óvulos y espermatozoides disminuye.

El objetivo es que sepas elegir alimentos de calidad, los menos procesados, como frutas frescas, verduras de temporada, cereales de grano entero, proteínas bajas en grasa saturada. Sobre todo que adaptes la información a los alimentos accesibles para ti, tanto en costo como en zona geográfica, para que conseguirlos no ponga en riesgo otros aspectos importantes en tu vida.

Por último, es importante que la ingesta de los alimentos en esta etapa proteja tu salud. Por ejemplo, si te han diagnosticado con intolerancia a la lactosa, elige productos que no la contengan; si padeces enfermedad celiaca, busca alimentos sin gluten; evita alimentos crudos que puedan provocar una gastroenteritis y te obliguen a detener este proceso preconcepcional por la necesidad de fármacos. A pesar de que vamos a presentar ciertas recomendaciones de alimentación para este periodo, todas se deben adaptar a condiciones individuales.

Ayuno o *fasting* en el periodo preconcepcional

El fin de la nutrición es nutrir todas y cada una de las células del cuerpo, y esto se logra con la suma de nutrientes, no restándole.

> La nutrición se trata de aportar energía y nutrientes de forma adecuada, no sólo en cantidad, sino en tiempo y forma, por eso debes evitar los ayunos en la etapa preconcepcional.

Aun cuando el ayuno intermitente ha tenido más y mejor publicidad de la que se merece en los últimos años, debemos entender que aunque aporte beneficios para ciertas personas y en ciertos casos, también puede surtir un efecto negativo sobre las células sexuales y sobre todo dejar claro que no es recomendable para todos, se tiene que evaluar cada caso.

El ayuno intermitente se refiere a un esquema de horarios intercalados de alimentación y restricción (es decir, no consumir ningún tipo de alimento durante ese periodo y sólo algunas bebidas), en el cual los ciclos de ayuno son siempre mayores. Una manera de hacerlo es consumir alimentos durante una ventana de ocho horas, y luego nada las siguientes 16 (la cantidad de horas puede variar). Se recomienda que el periodo de consumo de alimentos sea durante el día. Se ha visto que en modelos de alimentación como éste las personas tienden a consumir una menor cantidad de alimentos, algo lógico, ya que el tiempo de consumo es limitado. Además se tienen conceptos muy erróneos alrededor de la práctica del ayuno, ya que lo ideal y parte de la base de éste no son sólo las horas en que no se consumen alimentos sino consumirlos durante el día y no durante la noche.

> A pesar de que existen distintos tipos de ayuno, ninguno es benéfico durante la etapa preconcepcional.

Durante el ayuno prolongado se pueden alterar los ciclos hormonales indispensables para lograr un embarazo (tanto en hombres como mujeres).

Las hormonas funcionan mediante ciclos que deben mantener un ritmo constante, como un reloj: si la manecilla del segundero se atrasa, el sistema colapsa. Si el aporte de nutrientes no se obtiene de forma constante, los genes, primitivos como son, enviarán señales de alerta al cuerpo para decirle que falta alimento y pedirle que active el modo de supervivencia. En ese caso la reproducción no es esencial. Imagina que plantas una flor tropical en un desierto, en donde su aporte de nutrientes y energía se dará de forma escasa. Ni la flor sobrevivirá, ni el fruto llegará. No queremos decirte que el ayuno sea una mala práctica como tal, sólo que no es la indicada para el periodo preconcepcional.

Vivi, una paciente de 39 años que estaba pasando por un proceso de reproducción asistida, nos contó una historia relacionada con los ayunos. Desde que comenzó con las altas dosis de hormonas que su cuerpo requería para la estimulación ovárica (para producir más óvulos) comenzó a sentir un hambre insaciable, cosa que nunca le había pasado. Aunque podría relacionarse con estrés psicológico, su cuerpo le pedía energía para el trabajo que debería llevar a cabo en unas semanas: formar un bebé. Una amiga le había recomendado ayunar 16 horas, pero a ella le parecía imposible, a pesar de que antes ya lo había hecho. Le pedimos que escuchara a su cuerpo, que lo viera como su equipo y no como el enemigo, que si sentía hambre era porque necesitaba energía. Para Vivi, el hacer ayuno en ese momento de su vida no era lo indicado.

La cultura de las dietas parte de la expectativa social sobre lo que debemos comer y, en la mayoría de los casos, también de cómo debemos vernos. El problema de todo esto es que nos han hecho creer que la sensación de hambre es como un auto-sabotaje de nuestro cuerpo, como si al sentirla nos dijera "no quiero que logres tu meta, estoy conspirando en tu contra". Lo cierto es que el hambre es una señal de que necesitas energía y es tu cuerpo diciéndote "ey, nos falta un poco más para que podamos estar bien, ¡anda a comer!".

El ayuno no está recomendado en la etapa preconcepcional. Podríamos repetirlo durante todo el libro. El cuerpo lo siente como si viviera en escasez alimentaria. De hecho, un embarazo en épocas de escasez alimentaria (como la hambruna holandesa de la que hablamos al inicio) aumenta el riesgo de muerte materno-fetal.

Si quieres saber en qué horario es mejor alimentarte, reco- mendamos ingerir alimentos durante el día, y por la noche no. Por ejemplo, come en ventanas de 12 horas: comienza tu de- sayuno a las siete de la mañana y tu última comida alrededor de las siete de la tarde, ya sin la luz del sol. Ésta es la alimen- tación con el ciclo circadiano, el ciclo hormonal que funciona como tu reloj interno para mantener las hormonas en orden.

Para entender un poco sobre nutrición

"Gaby, el doctor me dijo que debía llevar una dieta de 1 500 calorías y no tengo idea qué significa eso", dijo Fernanda en una cita. Sabemos, por experiencia, que es probable que el médico tampoco sepa cómo se ven reflejadas 1 500 calorías en alimen- tos y tiempos de comida. Sin embargo, son recomendaciones que suelen darse y que en lugar de ser fáciles de seguir sólo confunden más. Por eso lo explicaremos de manera sencilla y breve en las siguientes páginas, con los términos más básicos de nutrición, y todo enfocado en la etapa preconcepcional.

> Hablar de calorías no es hablar de nutrición
> ni de calidad de los alimentos.

Es tan sencillo como comparar 1 500 calorías de papas fri- tas y pastelitos con 1 500 calorías de frutas, verduras, legumi- nosas, cereales y alimentos de origen animal. A pesar de que aportan lo mismo en números, a nivel nutricional están lejos una de otra. Incluso podríamos considerar a la primera como una dieta que puede causar daño a nivel celular, mientras que la segunda provee protección y defensas al organismo además de aportar una mayor saciedad. Visualmente podría ser así:

1600
kcal

1600
kcal

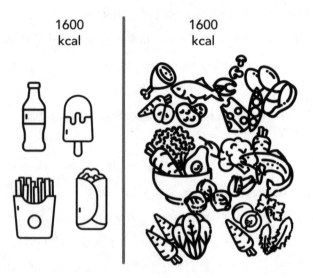

Por lo tanto, si Fernanda se hubiera puesto de autodidacta a elegir sus alimentos contando sólo las calorías que vienen indicadas en los paquetes, lo más probable es que se hubiera causado daño, con todo y que al final ella sólo seguía las indicaciones de su médico.

Para entender mejor la nutrición hay que saber que los alimentos se dividen en cinco grupos: frutas, verduras, cereales y leguminosas, proteínas animales y grasas. Esta división viene del tipo de nutrientes que los conforman: carbohidratos (frutas, verduras, cereales y leguminosas), proteínas (todo aquello de origen animal) y grasas (semillas y aceites). Las calorías que consumimos en un día se deben dividir entre estos grupos y evitar eliminar alguno durante la etapa preconcepcional, pues cada uno cumple una función específica en el proceso de formación de células sexuales y su material genético. Para que te des una idea, una porción de cualquier grupo de carbohidratos tendrá entre 25 y 120 calorías, las proteínas entre 40 y 200 calorías, mientras que las grasas por porción tendrán entre 45 y 80 calorías.

El tema de las calorías es confuso, por ello es que recomendamos prestar más atención a la calidad y variedad de los alimentos que en el número de calorías.

Carbohidratos

Encontramos carbohidratos en todos los alimentos que vienen de la naturaleza: frutas, verduras, cereales y leguminosas (y algunas semillas). Debido a su conformación química aportan energía de inmediato, algo que las células sexuales requieren para continuar sus procesos genéticos de replicación. También, los ejemplares de mayor calidad no sólo aportan vitaminas, minerales y antioxidantes, sino son los únicos donde encontramos fibra, útil para que los procesos de digestión y la microbiota intestinal se mantengan en orden, como las frutas con cáscara, las verduras de hojas verdes y los cereales de grano entero.

Las frutas aportan una enorme cantidad de antioxidantes, fitoquímicos y vitamina C y funcionan como una barrera de protección para los óvulos y espermatozoides, es decir, previenen errores en las copias de su ADN. Sin embargo, a pesar de sus beneficios nutricionales, tampoco son milagrosas, como en el mito que le dijeron a Fabiola, que consumiendo mandarinas iba a embarazarse más rápido.

Muchas personas han eliminado la fruta de su dieta porque han escuchado que causa picos de glucosa y, aunque esto es cierto, tienen más beneficios por el aporte de vitaminas y fibra que contienen. Estos picos de glucosa, de forma esporádica, no causan daño, pero si quieres evitarlo, te recomendamos que escojas aquellas con más fibra y menos azúcar, así como que combines su ingesta con un alimento del grupo de semillas o proteínas (como almendras, nueces, linaza o chía o yogures).

Las verduras se distinguen por ser las más altas en fibra, vitaminas y minerales. Vimos en capítulos anteriores que se debe mantener un nivel de glucosa estable para evitar oxidación en los espermatozoides y lograr que llegue suficiente energía a los óvulos, y esto se logra con una alta ingesta de fibra. De igual forma, durante la etapa preconcepcional conviene mantener el colesterol y triglicéridos en niveles normales, y las verduras son la mejor estrategia para lograrlo.

Debes elegir verduras que posean los nutrientes que se requieren en mayor cantidad para la formación y la maduración de las células sexuales, como la vitamina B_9 (también llamada folato); el hierro, en especial para las mujeres; así como zinc y selenio para los hombres. Algunos ejemplos de verduras altas en folato y hierro son todas aquellas de hojas verde oscuro y de tonos rojos y morados, como espinacas, acelgas, coles de Bruselas, brócoli, espárragos, berenjena, pimiento verde y rojo y betabel. También verduras altas en zinc y selenio (más para hombres), como espinacas, champiñones, chícharos y ajo. Además, las calorías por gramo de este grupo de alimentos son pocas, por lo cual pueden consumirse en grandes porciones sin afectar la ingesta calórica diaria total.

Un problema con el consumo de verduras es que en muchos países se acostumbra verlas como una guarnición o como un "accesorio" del plato fuerte. Cuando eso sucede, se les resta importancia y tienden a consumirse al final o ni siquiera tocarse, pues ya se comió lo más "importante", es decir, la parte proteica (pollo, pescado, carne roja). Es común escuchar a las mamás decirles a sus hijos: "Termínate la carne, si ya no te comes lo demás, no importa". Así, los niños crecen restándole importancia a las verduras. Cada grupo aporta nutrientes exclusivos, no se deben hacer menos.

> Un consejo que siempre les damos a nuestros pacientes es que incorporen las verduras a lo que se considere plato fuerte y las dejen de ver como guarniciones.

No es lo mismo comer un pollo asado con un poco de verduras a un lado que un guiso de pollo con verduras, pues en ese caso el plato fuerte tiene incorporadas a las verduras y en cada bocado pueden comerse los dos grupos y ninguno se dejará para el final ni se le restará importancia.

¿Debes elegir frutas y verduras orgánicas?

No es necesario. Fue algo que de forma reciente platicamos con Rocío, una paciente con diagnóstico de infertilidad, a quien le dijeron que todo se resolvería consumiendo alimentos orgánicos. Lo anterior, además de ser una aseveración falsa y sin base científica (pues no se puede asegurar la causa de un padecimiento como éste), crea gran confusión y estrés en los pacientes. Rocío batallaba mucho para conseguir sus alimentos, además de que gastaba mucho más dinero en el súper.

> Si la solución ocasiona más estrés que paz, entonces no es para ti.

De todas formas esperemos que quede claro que el consumo de alimentos orgánicos, en términos metabólicos y fisiológicos, no tiene una relación directa con tus posibilidades de lograr un embarazo o mejorar los parámetros que te llevarán a conseguirlo.

Por último, los cereales y las leguminosas son densos en energía y contienen carbohidratos, proteína vegetal y, sólo algunos de ellos, un poco de grasa. Al consumir cereales es mejor elegir los de grano entero por su mayor calidad y alto contenido en fibra, vitaminas y minerales. Son los que por lo general encontramos con la leyenda de "integrales" o "enteros". Desde hace varias décadas los cereales han sido el conducto ideal para aumentar la ingesta de hierro y vitamina B_9 a nivel poblacional. Por eso, a escala mundial, hace más de 20 años se tomaron medidas de fortificación (con vitaminas del complejo B y hierro) de las harinas con la intención de prevenir anemia, pérdidas gestacionales y malformaciones en bebés, una estrategia que a pesar de que tuvo impacto en la salud de las personas, no fue el esperado (lo platicaremos más adelante). Sin embargo, desde hace varios años las dietas bajas en carbohidratos han ocasionado que esta estrategia que solía salvar vidas ya no cumpla su cometido.

La disminución en el consumo de este grupo de alimentos en la etapa preconcepcional te alejará de una ingesta adecuada de los dos nutrientes más importantes para tus células sexuales: hierro y vitamina B_9.

Existe gran variedad de cereales que se pueden consumir en esta etapa para tener más platillos que probar, por ejemplo, quinoa, cuscús, tortillas de maíz, arroz integral, pan integral, tostadas, etcétera.

¿Gluten-free para fertilidad?

No. Las únicas personas cuya fertilidad se verá beneficiada por una dieta sin gluten son aquellas con un diagnóstico de enfermedad celiaca o intolerancia al gluten, que es un padecimiento autoinmune en el cual la ingesta de gluten trae como consecuencia malestar intestinal y la sintomatología propia de esos padecimientos (como diarreas con sangre, anemia y otras). Una dieta sin gluten en estos casos es indispensable para disminuir la inflamación. Sin embargo, cuando una persona no celiaca o no intolerante al gluten opta por dietas como ésta, incrementa el riesgo de malnutrición, y más si no sabe balancear de forma adecuada su ingesta de carbohidratos, lo que en el periodo preconcepcional puede disminuir su aporte de folatos indispensable para esta etapa.

Las leguminosas, por otro lado, no contienen gluten y aportan todas las vitaminas y minerales que buscamos obtener en esta etapa: hierro, folato, zinc, selenio y fibra. Además, al igual que las verduras o cereales integrales, tienen un alto contenido de fibra que contribuye a disminuir y controlar los niveles de glucosa, colesterol y triglicéridos sanguíneos. Algunos ejemplos de leguminosas son frijoles (mientras más oscuros, más antioxidantes tienen), lentejas, garbanzos y edamames (también llamados frijoles de soya).

Grasas

De todos los macronutrientes, las grasas son las más densas en energía, es decir, contienen una mayor cantidad de calorías por porción de alimento. Son importantes porque todas las neuronas requieren grasas para comunicarse unas con otras y porque casi todas las células de nuestro cuerpo tienen una membrana lipídica (hecha de grasas). También son esenciales para la formación de hormonas sexuales, ya que el estrógeno, la progesterona y la testosterona tienen como base una molécula de grasa, y cuando ésta no se consume de forma adecuada en la dieta se incrementa el riesgo de que disminuya su síntesis. Sin embargo, existen ciertos tipos de grasas que afectan de forma negativa al organismo, mientras que otras lo benefician. Es decir, las que de seguro has escuchado llamar grasas buenas y grasas malas.

Las malas pueden afectar los procesos de reproducción. Éstas son las grasas saturadas que provienen directamente de animales no acuáticos, y a temperatura ambiente son sólidas (como la que encuentras en cortes de carne roja, tocinos, embutidos, mantequillas y algunos productos lácteos). Dentro de las consideradas malas, también están las grasas trans, que no existen en la naturaleza como tal, pero se convierten en trans cuando se pasan los aceites por niveles altos de calor (como al freír alimentos). Ambos tipos de grasas malas son proinflamatorias, es decir, al consumirlas, producen moléculas de inflamación y oxidación que afectan de forma directa a los óvulos, espermatozoides y aumentan el colesterol en la sangre. El alto consumo de ambas se relaciona con la formación de placas de colesterol en las arterias cercanas al corazón, lo que puede causar una obstrucción y, en consecuencia, un infarto. Es importante saber que esto mismo sucede en las venas y arterias del pene, ocasionando problemas de erección y baja oxigenación a nivel testicular, que puede romper las cadenas de ADN en los espermatozoides y detonar mutaciones. Por lo tanto, sobre todo los hombres, deben prestar atención a su consumo y disminuirlo lo más posible por este periodo de tres meses.

Por otro lado, las grasas consideradas como buenas son las que se originan en la naturaleza, como los aceites y las semillas. Algunos ejemplos de aceites con alta cantidad de antioxidantes son los que provienen del aguacate, uva, girasol y olivas; mientras que las semillas que aportan alta cantidad de omegas son las almendras, nueces, semillas de linaza y chía.

Los omegas son un tipo especial de grasa que difiere de otros por su estructura química y funciones en el cuerpo. Existen tres tipos de omegas: 3, 6 y 9. El 3 se considera antiinflamatorio y es el más importante y con beneficios para la salud. Tiene la particularidad de mejorar las membranas exteriores de todas las células y, con ello, le ofrece una mayor protección a su interior, es decir, a su ADN.

> Se ha asociado el consumo adecuado de omega-3, ya sea de alimentos (como las semillas ya mencionadas) o en forma de suplementos, con una mayor probabilidad de lograr el embarazo.

Este tipo de grasa contribuye para que las mujeres puedan tener ciclos menstruales más regulares. Además, se requiere para el proceso de formación y maduración de los óvulos y los espermatozoides. Sin embargo, tampoco se debe abusar de ellas comiéndose todo el día y a todas horas, se deben consumir con moderación (de una a cuatro porciones al día suele ser adecuado, lo que equivale a una cucharita cafetera de aceite o ¼ taza de semillas), pues carecen de nutrientes esenciales como hierro y folato, vitales en esta etapa.

Proteínas

Podemos encontrar proteínas en diversos alimentos, en ocasiones completas y en otras incompletas. Las proteínas son moléculas grandes formadas por aminoácidos. Imagina un collar de perlas como la proteína completa y cada perla es un aminoácido (que es una molécula que contiene nitrógeno). Las encuentras completas (el collar terminado), por ejemplo, en los alimentos de origen animal: lácteos, carnes rojas, pollo, pescado, huevos, o podemos encontrar las proteínas incompletas (como si al collar le faltaran perlas) en algunos cereales, leguminosas y semillas. Lo anterior se utilizó por años como justificación para afirmar que una dieta sin proteína animal era insuficiente, con la premisa de que le faltaban proteínas. Sin embargo, sabemos que consumir una gran variedad de productos con proteínas incompletas hace que al final se complementen unas con otras y se pueda tener un aporte adecuado de proteínas que evita los desbalances metabólicos. Por ejemplo, consumir a lo largo del día quinoa, tortillas o productos de maíz, edamames, lentejas, frijoles y garbanzos, hace que se complementen entre sí para lograr un buen aporte proteico.

Las proteínas nos ayudan a construir y a dar estructura a los tejidos: piel, tendones, articulaciones, músculos. Existen también otras proteínas que circulan por la sangre y se encargan de transportar hormonas, nutrientes, medicamentos y son útiles para el correcto descanso, pues muchos de sus aminoácidos forman neurotransmisores que nos ayudan a sentirnos bien y a dormir más profundo. El consumo de proteínas, ya sea de origen animal o vegetal, es clave en esta etapa, donde se requiere que se formen nuevas células y que los ciclos circadianos, sobre todo en mujeres, se mantengan en orden. Por otro lado, en los hombres es esencial que el aporte proteico sea adecuado (ya sea con proteínas completas o incompletas) para la formación de músculo que, a su vez, contribuye a mantener niveles de testosterona que tendrán efecto en la producción de espermatozoides.

En lugar de preocuparnos por la forma de consumir proteínas, debemos tomar en cuenta los elementos con los que vienen acompañadas y que no aportan ningún beneficio a la salud. Por ejemplo, la carne roja trae consigo una alta cantidad de grasa saturada, por eso se aconseja moderar su consumo y escoger cortes con la menor cantidad de grasa o magros. Por otro lado, el pollo en algunas partes del mundo contiene remanentes de hormonas que se utilizan en su alimentación, las cuales después pueden operar como disruptores en el sistema endocrino (hormonal) de las mujeres y causar problemas menstruales, para esto se deben buscar marcas que afirmen (y sean sinceras) seguir las legislaciones mundiales de no agregar estos componentes. El pescado también, dependiendo del tipo que se consuma, puede contener una gran cantidad de mercurio que interrumpe el uso de la hormona del crecimiento y causa toxicidad celular. Lo anterior toma más importancia durante el embarazo que en la etapa preconcepcional, pues interrumpe el crecimiento del embrión y se ha demostrado que puede tener afectaciones neurológicas en el bebé cuando la madre consume grandes cantidades de mercurio en el embarazo. Aun así, es importante que las personas cuya ingesta de proteína se base en pescado cuiden no consumir pescados grandes como pez espada o tiburón, pues concentran mayor cantidad de mercurio.

En resumen, el objetivo es consumir proteínas vegetales y animales, pues ambas traen beneficios a la salud. Éstas se pueden intercalar, por ejemplo, si a mediodía comiste un filete de pescado, por la noche te podrás preparar una ensalada con lentejas; si comiste una ensalada con pollo, por la noche te caería bien una sopa con garbanzos.

Recuerda: la variedad es lo más importante para obtener la mayor cantidad de nutrientes y disminuir los riesgos que conllevan consumir el mismo alimento todos los días.

Además, las proteínas no siempre se deben consumir solas, sino combinarse con verduras para disminuir el consumo de grasas saturadas e incrementar el consumo de otras vitaminas y fibra, nutrientes que no están presentes en las proteínas.

Suplementos de proteínas en polvo, una alternativa para consumir proteínas

La venta de suplementos de proteínas se ha vuelto un negocio mundial. A pesar de que pueden ser una buena alternativa para consumirlas, debemos tener claridad ante las opciones y, sobre todo, evitar ser presas de la mercadotecnia. Para el periodo preconcepcional nosotras siempre recomendamos que tanto hombres como mujeres elijan suplementos sin sabor para evitar colorantes y edulcorantes artificiales. Muchos de estos suplementos buscan venderse como productos de alta palatabilidad, es decir, que "sepa rico". Para lograrlo agregan un alto contenido de azúcares o edulcorantes artificiales. Al elegir el suplemento de proteína sin sabor, además de dejar fuera colorantes y edulcorantes, tenemos la capacidad de decidir el sabor del suplemento, es decir, si quiero que sepa a mango, mezclo con mango; si quiero que sepa a chocolate, con cacao.

¿Y los lácteos?

El tema se presta a controversia, pero se resuelve conociendo la genética de las personas y cómo se sienten cuando consumen lácteos. Algunas investigaciones concluyen que éstos interrumpen ciclos hormonales, y otras lo refutan por completo. ¿Qué hacer? Consumirlos con moderación. Los lácteos nos dan la oportunidad de consumir una mayor variedad de proteínas, además de ser altos en calcio y vitamina D. Existen muchas variedades: leches, yogures y quesos, y son fáciles de mezclar con otros sabores y alimentos. Además los lácteos son parte importante de la gastronomía de un buen número de países. Sin embargo, si al consumirlos piensas que te harán daño por algo que hayas escuchado, revisa primero cómo te sientes al consumirlos y hazlo con mucha atención a los síntomas y signos que presentas y decide a partir de eso.

> No es necesario consumir un alimento con el cual no te sientes conforme.

Y si los quieres consumir, busca siempre busca las mejores opciones, como aquellos sin edulcorantes, exceso de azúcares y colorantes.

Los beneficios de una dieta basada en plantas

Durante el trimestre cero (e incluso después) necesitas llevar una dieta basada en plantas. Eso es lo que todas las investigaciones han demostrado y es el "deber ser" de esta etapa, pero primero dejemos claro a qué nos referimos. Una dieta basada en plantas es aquella en la que la mayoría de los alimentos provienen de las plantas. Esto te llevará a consumir una mayor cantidad de fibra, vitaminas, minerales y antioxidantes, ya que, por gramo de peso, las plantas contienen estos grupos en mayor cantidad.

> Una dieta basada en plantas no significa veganismo ni vegetarianismo, sino que en ella se incluya un mayor porcentaje de alimentos de origen vegetal en cada comida.

Es posible adaptar las dietas basadas en plantas a cualquier restricción alimentaria, pues sus recomendaciones no se contraponen con otras ideologías o necesidades. Algunos ejemplos:

- **Basada en plantas + sin gluten:** basta con elegir cereales sin gluten (anexo 1) y lo demás continuarlo en balance.
- **Basada en plantas + sin gluten + sin lácteos:** misma indicación, sólo elimina los alimentos derivados de la leche (leches, yogures y quesos).
- **Pesquitariana:** es una dieta basada en plantas cuyas proteínas animales vienen del pescado, sólo te recomendamos elegir los que contienen menor cantidad de mercurio (anexo 2).
- **Vegetariana:** ya es basada en plantas por sí sola, sólo existen modificaciones según el nivel de vegetarianismo:
  - **Ovolacteovegetariana:** sólo consumes proteínas animales en forma de huevos y lácteos.

* **Ovovegetariana:** tu única proteína animal proviene del huevo. Te recomendamos cuidar la cantidad de yemas y no pasar de dos porciones al día.

* **Lactovegetariana:** tus únicas proteínas provienen de lácteos.

> Lo ideal es que durante al menos tres meses previos al embarazo disminuyas al máximo la ingesta de grasas saturadas y trans, proteínas provenientes de carne roja, cereales blancos o refinados y al mismo tiempo incrementes el consumo de verduras.

Enfócate en consumir las frutas y verduras con mejor perfil nutricional (anexo 3), siempre variando entre tipos y consumiendo la mayor cantidad de colores que puedas; procura el cereal con más fibra o integral (anexo 4), y las proteínas de origen animal que menos grasa saturada contengan, e incluir leguminosas en tus platillos. Una iniciativa que ha demostrado que incrementa el valor nutricional de las comidas es el de "come el arcoíris" o "eat the rainbow", o el "espectro de fitonutrientes", que se basa en incluir en cada comida una fruta o verdura de cada color del arcoíris. Con esto se asegura un aporte adecuado de distintos nutrientes contenidos en los distintos colores de los alimentos de origen vegetal (anexo 5).

Otro beneficio que tiene consumir dietas basadas en plantas es que el costo de cada platillo disminuye considerablemente. En muchos países se considera como plato principal a los alimentos de origen animal, es decir, el pollo, pescado, carne y huevos, que para que sean considerados principales suelen servirse en mucho mayor cantidad (incluso abarcando más de la mitad del plato) y que generalmente vienen "acompañados" con guarniciones de mucho menor tamaño. Estas pequeñas guarniciones generalmente son alimentos de origen vegetal como ensaladas, verduras, leguminosas y cereales, que tienen una mayor cantidad de vitaminas, minerales y fibra que no se encuentran en los alimentos de origen animal.

> En la mayoría de los países el costo de los alimentos de origen animal suele ser mucho mayor que el de los alimentos de origen vegetal, por lo que poner de protagonista en mayor cantidad a la carne, el pollo o el pescado siempre encarece cada platillo y limita su aporte nutricional.

Suplementos de vitaminas y minerales

"¿De verdad me tengo que tomar todo esto?", preguntó Natalia cuando Ale le dio la lista de suplementos que debía conseguir. Ella es la paciente sobre la que escribimos al inicio de este capítulo. Padecía de malnutrición y anemia después de haber seguido varios tipos de dietas para lograr un embarazo.

En ocasiones en esta etapa se requiere un buen número de suplementos, pero siempre será por tiempo limitado, y variarán según el estado de salud de cada persona.

A Natalia le recetamos más porque su estado de salud y nutricional estaba muy afectado.

La decisión sobre el tipo de suplementos recomendados para cada persona debe venir de un especialista. Es mejor, ante cualquier duda, acudir con preguntas concretas con algún profesional que pueda guiarte sobre salud preconcepcional, ya sea especialista en nutrición, ginecología o medicina de la reproducción. El tipo de suplemento y sus dosis se definen a partir de varios factores: estudios genéticos (cuando sea posible), una entrevista clínica y análisis de exámenes bioquímicos (como los que incluimos en el capítulo "¿Por dónde empezar?") y es importante considerar el orden en el cual se van a consumir así como la cantidad.

Quizá en este momento te encuentres tomando algunos suplementos cuya función sea dar vitalidad o ayudar con alguna otra cuestión de salud, pero no siempre serán compatibles con esta etapa. Recuerda compartir esta información con tu profesional de salud para saber si puedes continuar con su uso o deberás suspenderlo. También, algunas mezclas herbolarias o vitaminas pudieran ocasionar mutaciones en espermatozoides y en óvulos, por lo que es indispensable saber cuáles consumes y en qué cantidad.

Los suplementos que debes tomar durante esta etapa son específicos y suelen darse en dosis mayores que en otras etapas de la vida, ya que se necesita potenciar su efecto por un periodo limitado. Existen diferentes tipos de suplementos, como los esenciales que han demostrado tener gran efecto durante este periodo. Otros nutrientes son considerados condicionales, pues, como lo dice su nombre, dependen de las condiciones del paciente para su indicación y dosificación. Consideramos que lo más importante de la suplementación en la etapa preconcepcional es que conozcas su efecto en el proceso, no sólo en ti, sino también en tus futuros hijos. Eso hará que tengas un mejor apego a las indicaciones.

Suplementos esenciales en el periodo preconcepcional

Vitamina B_9

También conocida como folato (cuando se encuentra en su forma natural en verduras de hoja verde) o ácido fólico (la forma sintética), como se encuentra en la mayoría de los suplementos. Esta vitamina es importante a nivel genético, pues una de sus funciones es la de copiar los genes sin errores (mutaciones) para disminuir el riesgo de causar efectos negativos en la siguiente generación; también sirve en el proceso de división celular para asegurar que todas las células cuentan con una cantidad de cromosomas compatible con la vida.

Hace algunos años se recomendaba tomar vitamina B_9 hasta el inicio del embarazo. Con el descubrimiento de que el proceso de maduración de los óvulos y la formación de su material genético (que se da meses antes del embarazo) requiere cantidades adecuadas de esta vitamina, se demostró que tomarla ya confirmado el embarazo es demasiado tarde, por lo que se debía consumir en el trimestre cero o cuando se comienza a planear.[1] Además, se ha demostrado que algunos casos de pérdidas gestacionales se deben a la deficiencia de vitamina B_9. El siguiente gran descubrimiento se dio apenas hace unos años, cuando se reveló que el hombre también debe consumirla en el periodo preconcepcional. En estudios en animales se encontró cómo aun cuando la hembra gozara de buena salud, si el macho era deficiente de esta vitamina se corría el riesgo de malformaciones, pérdidas, baja talla al nacer, retrasos neurológicos y otros desórdenes que antes sólo se atribuían a la mala nutrición o falta de suplementación de las mujeres.[2]

Si piensas convertirte en padre o madre en un futuro próximo, empieza a tomar un suplemento de vitamina B_9 lo más pronto posible. Recomendamos evitar consumir suplementos de ácido fólico (la forma sintética de la vitamina) o toneladas de verduras de hoja verde como sustituto de esta vitamina. Lo ideal es tomar un suplemento de metilfolato, que es la forma activa de la vitamina. En la mayoría de los países se encuentra en forma de tabletas y en diferentes dosis, existen países (como México) en los cuales está en proceso de aprobación, por lo que se sigue vendiendo la versión inactiva: el ácido fólico.

Contar con un refuerzo de B_9, además, contrarresta las secuelas negativas de algunos hábitos nocivos para la salud. El tabaquismo activo en la etapa preconcepcional, junto con la falta de este suplemento, incrementan el riesgo de malformaciones, problemas de salud en el bebé y pérdidas gestacionales.

Hace años comenzó una iniciativa de salud poblacional a escala mundial para fortificar con ácido fólico todos los cereales y harinas para, de esta forma, disminuir la incidencia de paladar hendido y espina bífida en recién nacidos. Sin embargo, dos factores hacen que esta iniciativa no tenga el éxito esperado. El primero es que muchas mujeres, al menos en México, tienen la falsa idea de que para concebir deben bajar de peso y para ello dejar de comer cereales y carbohidratos, y segundo, que en México el 74.6 % de la población tiene las versiones de riesgo del gen MTHFR que le impiden usar el ácido fólico, por lo que necesita consumir metilfolato. Para ellos, incluso la fortificación con ácido fólico en las harinas es inútil para lograr estas metas, por lo que siempre se debe recomendar la suplementación adecuada según los genes si se planea concebir.

Si no tienes el conocimiento de tu gen MTHFR pero en tu familia existen antecedentes de infartos, accidentes cerebrovasculares, pérdidas gestacionales, preeclampsia, malformaciones, trisomías o desórdenes del espectro autista, te recomendamos consumir metilfolato en lugar de ácido fólico, al menos durante el periodo preconcepcional y durante el embarazo, para que obtengas la mejor protección genética posible y se disminuya el riesgo de pérdidas. También te recomendamos hacerte un test genético donde puedas comprobar tu versión del gen MTHFR y personalizar la suplementación.

Vitamina D_3

La antes llamada vitamina del sol (porque de ahí la podemos obtener) ha sido investigada en los últimos años por su asociación a diferentes riesgos de salud y por el descubrimiento de que la gran mayoría de nuestras células contienen receptores de vitamina D_3, pues les ayuda a mejorar su función. Antes, la falta de esta vitamina se relacionaba con una enfermedad llamada raquitismo, cuya consecuencia era una formación inadecuada de los huesos cuando existía la deficiencia desde la niñez hasta la edad adulta; hoy se sabe que la carencia de vitamina D_3 afecta a todo el organismo y, en el periodo preconcepcional, a la posibilidad de lograr un embarazo. La falta de vitamina D_3 en las mujeres previo a la concepción retrasa su posibilidad de un embarazo, y durante él aumenta el riesgo de pérdidas gestacionales.

La deficiencia (tanto en hombres como mujeres) tiene diferentes causas, pero las más comunes son:

- El tono de piel: una piel más oscura bloquea los rayos del sol, lo que impide producir suficiente vitamina D, sin importar el lugar donde viva la persona.

- Uso de bloqueadores solares: por precaución a desarrollar cáncer de piel, utilizamos protector solar de forma cotidiana, y eso bloquea la producción de la vitamina. No te diremos que lo dejes de utilizar, pero recomendamos que revises de forma anual los niveles de esta vitamina en tu sangre.
- Estilo de vida y trabajo: el permanecer la mayor parte del día en oficinas y lugares cerrados con poca luz natural o utilizar transporte público o coche en lugar de caminar también disminuye su producción.
- Países con inviernos largos y días cortos: hay países en donde la deficiencia es más común, pues su invierno es largo y su contacto diario con rayos solares es mínimo. Sin embargo, sus habitantes acostumbran suplementarse con vitamina D_3.
- Genética: existen varios genes relacionados con la baja cantidad de esta vitamina y saber si portas alguno de ellos te trae la posibilidad de una suplementación personalizada.

Sabemos que niveles adecuados de vitamina D_3 en la sangre aumentan las probabilidades de un embarazo espontáneo y de llevar este mismo a término (38 semanas de gestación), por lo que, al menos en mujeres, la suplementación preconcepcional debe ser obligatoria y, en caso de no haberse utilizado, lo más temprano en un embarazo que se pueda dar, será lo mejor para ella y el bebé.

En el caso de los hombres, la deficiencia de vitamina D_3 provoca baja motilidad de los espermatozoides. Una suplementación adecuada mejora dicho parámetro.

Hay que tener cierta precaución al tomar vitamina D_3. Esta forma parte de un grupo de vitaminas llamadas liposolubles (junto con la A, E y K) que el cuerpo almacena y pueden alcanzar un punto de toxicidad. Los suplementos que existen van desde 400 UI (unidades internacionales) hasta 50 000 UI. La suplementación debe realizarse conforme a los niveles en la sangre de cada persona, pero una dosis estándar de inicio varía entre 1 000 y 2 000 UI, siempre y cuando se dé un seguimiento a los niveles sanguíneos con exámenes de laboratorio. Es una vitamina que se absorbe mejor con grasa, así que se debe consumir justo después de una comida para un mejor aprovechamiento.

Omega-3

El consumo adecuado de omega-3 suele ser complicado en cualquier etapa de la vida, pues la fuente principal es el pescado y, a menos que vivas en una costa, quizá no lo consumas con frecuencia. Además, en algunos países suele ser más costoso que otras proteínas. Sin embargo, existen otras formas de consumirlo, por ejemplo, las semillas de linaza contienen este tipo de grasa, así como las de chía, un poco las nueces, algunos aceites vegetales y las algas. De cualquier forma, el omega-3 es vital durante el proceso preconcepcional, pues mejora todos los parámetros de calidad en óvulos y espermatozoides que después se verán reflejados en un bebé más saludable.

Una dosis de 1 000 mg diarios de omega-3 tanto en hombres como en mujeres aumenta las probabilidades de un embarazo espontáneo, es decir, sin necesidad de utilizar tratamientos hormonales para reproducción asistida.[3] Si la mujer continúa con esta suplementación durante su embarazo, disminuye el riesgo de un parto prematuro, ruptura de membranas, pérdidas gestacionales e incluso de depresión posparto.

En mujeres que están pasando por un proceso de estimulación ovárica, la suplementación en esta cantidad de omega-3 puede ayudar a aumentar el número de folículos y óvulos sanos para su extracción, mientras que a los espermatozoides les aporta flexibilidad, velocidad, pero principalmente protección a su ADN, que, como vimos en capítulos anteriores, suele estar indefenso frente a los procesos de oxidación del cuerpo por la anatomía propia del espermatozoide.

Los suplementos de omega-3 son para todas las personas que planean un embarazo, sin embargo, habrá pacientes que por su estilo propio de alimentación (veganos, vegetarianos) o reacciones adversas (como alergias al pescado) no lo quieran o puedan consumir. Por fortuna, contamos con opciones vegetarianas disponibles en el mercado. Es mejor consumir el suplemento junto con alguna comida para su mejor absorción. La forma de escoger el más adecuado para ti será a partir de la evaluación de diferentes factores como pureza, precio y cantidad. Elige un suplemento que cuente con sellos que garanticen su pureza, es decir, que especifiquen que son doblemente filtrados o libres de metales pesados, uno cuyo costo puedas solventar previo al embarazo y durante el mismo, así como uno que toleres bien, aunque implique consumir muchas cápsulas para llegar a la dosis (incluso existen en forma líquida). Tú debes elegir, con ayuda de un profesional, el que mejor te convenga y vayas a utilizar por más tiempo.

Suplementos condicionales en el periodo preconcepcional

Vitaminas

A continuación te presentamos suplementos que, si bien son útiles en la etapa preconcepcional, no son del todo necesarios para todas las personas. Revisa con tu profesional de la salud si los necesitas, las dosis y el tiempo que deberás utilizarlos.

Vitamina B$_{12}$

Esta vitamina forma parte del complejo B y ayuda en especial a personas que comen poca proteína animal (aquellas que siguen dietas veganas o vegetarianas), así como a aquellas con niveles altos de homocisteína. La vitamina B$_{12}$ es, junto con la B$_9$, importante en el proceso de meiosis (división celular) para evitar mutaciones, malformaciones y trisomías.

En ocasiones esta vitamina puede estar un poco más baja en la sangre o simplemente afectar su absorción por el uso de medicamentos antiácidos para gastritis, ya que requiere de ácido para poder ser absorbida de forma posterior en el intestino. También puede encontrarse en niveles bajos en personas que se hayan sometido a cirugías bariátricas como *bypass* o manga gástrica, debido a que se eliminan partes del estómago o intestino que son indispensables para producir el ácido requerido para su absorción. Para estos casos existen suplementos de vitamina B_{12} modificados para una absorción sublingual. Así, al pasar por las células de la boca, llega directamente a la sangre y comienza a surtir los efectos necesarios sin pasar por el estómago y el intestino. Cuando se consume como tableta y no sublingual, se recomienda con el estómago vacío para que el ácido en el estómago potencie su absorción, por lo cual se recomienda que sea en ayunas o cuatro horas después de haber ingerido un alimento.

Vitamina B_6

Esta vitamina forma parte del complejo B y cumple múltiples funciones, entre ellas ayudar a disminuir la homocisteína con las vitaminas B_9 y B_{12}, por lo cual debe suplementarse en personas con valores alterados de este parámetro. Las dosis recomendadas son de 1.4 mg para hombres y mujeres.

Se sabe también que en hombres con bajo recuento espermático puede ser útil para aumentarlo y que en mujeres incrementa los niveles de progesterona y el moco cervical en la segunda fase del ciclo menstrual, lo que ayuda a los espermatozoides a ser transportados hasta el óvulo.[4, 5]

La vitamina B_6, también llamada piridoxina, forma parte de muchos medicamentos que se utilizan para tratar náuseas, así como suplementos en combinación con jengibre. Por lo tanto, también es útil en aquellas mujeres que estén pasando por tratamientos de reproducción asistida, pues uno de los efectos secundarios es este síntoma. Aunque pareciera que no afecta la etapa preconcepcional, la sensación de náuseas puede ocasionar que las mujeres no consuman sus suplementos por miedo a vomitar o que disminuyan de manera significativa su ingesta de alimentos altos en nutrientes para esta etapa.

Vitamina C

Esta quizá sea la vitamina más conocida en el mundo. También llamada ácido ascórbico, es una vitamina con alta función antioxidante y, en la etapa preconcepcional, puede traer algunos beneficios, sobre todo en hombres. Existen estudios donde se ha demostrado que la suplementación de esta vitamina en dosis de 1 000 mg dos veces por día durante dos meses aumenta de forma significativa el conteo, la motilidad y la morfología espermática en hombres cuyo espermograma haya mostrado estas deficiencias.[6] En las mujeres se cree que puede ser útil, como la vitamina B_6, para incrementar el moco cervical que protege a los espermatozoides en camino hacia el óvulo.

Vitamina E

Esta vitamina forma parte de las liposolubles y es un potente antioxidante que, justo por su afinidad por las grasas, protege las membranas lipídicas de las células (como los óvulos) de cualquier agente que quiera oxidarlos. La vitamina E se recomienda en dosis de 400 UI en pacientes que están pasando por un tratamiento de reproducción asistida, ya que mejora los parámetros del grosor de su endometrio, así como la calidad de sus óvulos y el líquido folicular en el que éstos se desarrollan. Sin embargo, es mejor hablar con el médico sobre su ingesta y el consumo o administración de medicamentos anticoagulantes (como aspirina o heparina, por ejemplo), ya que éstos podrían potenciar el efecto y causar hemorragias. En los hombres esta vitamina en la misma dosis de 400 UI funciona como protección de los espermatozoides y es útil en especial cuando se tiene un antecedente de tabaquismo para disminuir el efecto oxidante de los componentes del cigarro en los espermatozoides.[7]

Minerales

Hierro

Si bien durante el embarazo es el mineral más importante para las mujeres, de forma preconcepcional sólo será útil si el hombre o la mujer presentan anemia evidenciada por un estudio en la sangre como un perfil de hierro. Este mineral tiene la función de ayudar en el transporte de oxígeno hacia cualquier célula del cuerpo, incluyendo las células sexuales en formación. En los hombres es menos común que exista una deficiencia de hierro, ya que no pierden sangre de forma recurrente como las mujeres durante la menstruación. Sin embargo, podría darse el caso por una baja ingesta de alimentos con hierro (como proteínas animales, leguminosas o verduras verdes) así como por hemorragias del tracto digestivo o alteraciones en su absorción.

El hierro es preferible en versiones de suplementos que no afecten el estómago, ya que suele ser corrosivo y causar gastritis, pero hay opciones disponibles con modificaciones adecuadas para ello.

En definitiva, si alguno de los involucrados en el proceso preconcepcional padece anemia, deberán esperar hasta que se regularice para intentar un embarazo. El tiempo dependerá de la magnitud de la deficiencia así como de la forma en la que se suplemente el hierro, ya que se pueden utilizar infusiones intravenosas que normalizan los niveles de una forma más efectiva que con suplementos vía oral. Lo anterior cobra relevancia si la mujer va a gestar al bebé (incluso si es vientre subrogado), ya que comenzar la etapa de embarazo con anemia aumenta el riesgo de pérdidas gestacionales, bajo peso al nacer del bebé o poca oxigenación durante el parto.

Selenio

Este mineral tiene un efecto directo sobre dos aspectos fundamentales para la concepción: el funcionamiento tiroideo en las mujeres y la calidad espermática en los hombres. El selenio se puede suplementar en mujeres que padecen hipotiroidismo para ayudar a la tiroides a mantener una función adecuada en este periodo, mientras que a los hombres se les da ante cualquier anomalía en el espermograma. La dosis para ambos es de 200 mcg y puede ser ingerido a cualquier hora, ya que no causa malestar ni interfiere en el metabolismo ni de alimentos ni de ningún fármaco.

Zinc

El zinc es uno de los minerales con mayor efecto a nivel celular porque se utiliza para la síntesis correcta de ADN. Existe mucha información sobre la manera en que la deficiencia de éste afecta los parámetros espermáticos adecuados para la fertilidad, pues aumenta la oxidación durante la meiosis en los testículos. El zinc se puede suplementar en los hombres cuyo espermograma muestre parámetros anormales y se da en dosis de 30 a 60 mg por día, pero no debe exceder los 100 mg, pues esta cantidad se vuelve prooxidante y se ha relacionado con cáncer de próstata.

Yodo

Este mineral tiene una función principal en la glándula tiroidea para formar sus hormonas, las cuales después se relacionan de forma directa con la cantidad de estrógeno, progesterona y testosterona en la sangre. Al igual que con el ácido fólico, hace años se creó una iniciativa a escala mundial para evitar su deficiencia, ya que puede traer como consecuencia retrasos mentales en niños y afecciones a la salud en adultos. La iniciativa consistió en añadir yodo a la sal de mesa, pues forman un complejo que permite su absorción; sin embargo, el miedo irracional por comer sal ha traído como consecuencia una disminución en la ingesta de yodo y un aumento en enfermedades tiroideas que, además, afectan de forma directa la fertilidad tanto de hombres como de mujeres.

Las mujeres son quienes se verán afectadas de forma más temprana y evidente por la falta de hormonas tiroideas y es por ello que un perfil tiroideo es esencial para tomar la decisión de comenzar con el periodo preconcepcional. Las dificultades para lograr un embarazo en mujeres o de pérdidas espontáneas en el primer trimestre de gestación se incrementan si existe un desbalance tiroideo. También se han visto incrementos en el riesgo de hipotiroidismo çongénito, una enfermedad que requiere tratamiento de por vida y afecta el desarrollo cognitivo de los bebés si no es tratada a tiempo.

La Organización Mundial de la Salud (OMS) recomienda que una mujer en etapa preconcepcional consuma 150 mcg al día de este mineral en forma de alimentos (y durante el embarazo lo aumente a 250 mcg al día) para que exista una síntesis adecuada de hormonas tiroideas y sexuales que ayuden a un embarazo más saludable para la madre y el hijo. En caso de no consumir alimentos con yodo (como alimentos del mar tres veces por semana o sal yodada) es cuando se debe suplementar.

Otros suplementos que se pueden requerir en el periodo preconcepcional

Inositol: myo-inositol y chiro-inositol

El conjunto de moléculas dentro del cuerpo que sirven para mover señales metabólicas de un lado a otro recibe el nombre de *inositol*. Existen diferentes tipos de inositoles, pero los más importantes para la fertilidad femenina (que es donde se han estudiado) son el myo- y el chiro-. Éstos funcionan como mensajeros químicos de la insulina para que sus señales lleguen de forma adecuada a los ovarios y, así, ayuden a la maduración correcta de los folículos que albergan a los ovocitos para después soltar el óvulo maduro.

Cuando existe un desbalance de inositol en el cuerpo éste se verá reflejado de diferentes maneras, por ejemplo, en la aparición de quistes ováricos y en su maduración defectuosa (el llamado síndrome de ovarios poliquísticos); también existirá resistencia a la insulina, pues el mensaje no es adecuado. Otra forma de intuir que se debe suplementar esta molécula es cuando los periodos de una mujer son irregulares, ya que los tipos myo- y chiro- funcionan también como intermediarios para el correcto funcionamiento de estrógenos y progesterona. Por lo tanto, la falta de estos inositoles se asocia a infertilidad y puede ocasionar pérdidas gestacionales.

El inositol por sí solo se vende como suplemento, y aunque es útil para otras patologías, en la etapa preconcepcional y con estos antecedentes mencionados debe consumirse en las formas útiles myo- y chiro-. Debe analizarse la relación entre ellos para su correcto funcionamiento, y esta relación debe ser 40:1 que son 2 000 mg de myo-inositol junto con 50 mg de chiro-inositol. Por lo general se encuentran en forma de polvo o pastillas y se deben utilizar por al menos tres meses previos al embarazo.

Coenzima Q10

Ésta es una ayudante de procesos celulares que requieren prevenir oxidación en el cuerpo. La también conocida CoQ10 es útil en parejas que pasan por técnicas de reproducción asistida. Con ella se ha visto una mejora en calidad de óvulos, espermatozoides e implantación sin efectos negativos. Se recomienda que sea utilizada por al menos los tres meses previos al embarazo en dosis de 600 mg diarios tanto por hombres como por mujeres. También es útil en parejas que quieren un embarazo pero no están pasando por técnicas de reproducción asistida, en especial cuando su estilo de vida previo haya propiciado la generación de procesos de oxidación: alcohol, tabaquismo, estrés, falta de sueño o vivir en un lugar con alto grado de contaminación.

Suplementos herbolarios

Es común que se recomienden suplementos herbolarios como "remedios naturales" para lograr el embarazo o mejorar la fertilidad. Muchas de las recomendaciones que se dan de boca en boca o de familiares se relacionan con el consumo de estos suplementos, que además promocionan como seguros por su origen "natural". Nosotras no recomendamos el consumo de estos suplementos en el periodo preconcepcional.

Debemos entender que en la naturaleza la concentración de los compuestos en las plantas y flores es variable, es decir, no todos tienen la misma concentración, además de que podrían estar contaminados con algunas otras sustancias contenidas en la tierra de cultivo, como pesticidas y antibióticos. A lo anterior se le suma que son muy pocos los suplementos herbolarios que cuentan con investigación científica sólida que asegure un efecto positivo en la etapa preconcepcional y, sobre todo, que sus componentes no causan afectaciones en el material genético de óvulos y espermatozoides en formación.

Recuerda que todos los suplementos que vayas a consumir en esta etapa deberán ser aprobados por especialistas, pues habrá que hacer modificaciones en dosis en algunos de ellos, en especial si estás pasando por algún problema de salud que implique el uso de fármacos especializados, así como si estás llevando algún tratamiento de reproducción asistida.

Retinol

Existen fármacos y cremas dermatológicas con un alto contenido de vitamina A en forma de retinol; si estás consumiendo algo de esto, tu médico te tuvo que haber hablado sobre la importancia de que no exista un embarazo durante su uso y los seis meses posteriores a que los dejes, pues tienen efectos teratógenos. Esto quiere decir que a nivel genético causan mutaciones que se ven reflejadas en pérdidas gestaciones por malformaciones en los bebés, o que ellos nazcan con éstas y su calidad de vida no sea la que sueñas para ellos.

* * *

Lo más importante en la etapa preconcepcional es que todo aquello que ingieras para nutrirte les aporte también a tus futuros hijos la protección genética que les ayude a llevar una mejor calidad de vida que la que hoy gozas. Pero, como bien dicen: "La tierra fértil, por sí sola, no asegura una agricultura perfecta". Por eso preguntamos: ¿de qué sirve que a tus hijos les pases la mejor versión de tus genes, la protección epigenética y hayas hecho lo mejor que pudiste durante ese tiempo si cuando ya esté contigo, te vea y aprenda por imitación hábitos nocivos? Por eso siempre recomendamos que los hábitos que se implementen para el periodo preconcepcional perduren a lo largo de los años. Al final, siempre son hábitos que aportan más salud.

Sabemos que la información en este capítulo habla sobre todo aquello que se ha comprobado que es útil en la etapa preconcepcional, pero estas recomendaciones también afectarán a tu longevidad de forma positiva. El hecho de que comas variado, suficiente, alimentos de calidad, tomes suplementos según lo requieras, sólo traerá beneficios. Si hoy te cuesta apegarte a estas recomendaciones quizá fue porque, como muchos de nuestra generación, creciste con una alimentación deficiente en nutrientes o con hábitos influenciados por el lugar donde viviste o creencias y hábitos de tu familia, pero puedes cambiar la historia y mantener estos hábitos para que tus hijos los aprendan por imitación.

Actividad física y ejercicio, ¿sí o no?

El éxito es el resultado de pequeños esfuerzos
repetidos día tras día.
Robert Collier

Julio llegó al consultorio de Gaby porque quería asesoría preconcepcional, pues el resultado de su espermograma reciente,
baja cuenta total y mala calidad de espermatozoides lo había
tomado por sorpresa. En esa primera consulta le contó algo de
su historia. Julio era de la Ciudad de México, y cuando vivía
en la capital del país le gustaba correr y levantar pesas en el
gimnasio y, aunque en ocasiones se le complicaba el ejercicio
por falta de tiempo o por su trabajo, consideraba que en esa
época "hacía mucho ejercicio". Como era de esperarse, en su
trabajo debía pasar horas sentado, y como es común en las

grandes ciudades, también pasaba demasiado tiempo en el coche para desplazarse de un lugar a otro. Sin embargo, para él era normal, pues no había vivido de otra forma. Hasta que la vida le cambió por completo.

A los 30 años se ganó una beca para estudiar en Italia, y su vida cambió de forma radical. El primer gran cambio fue dejar el coche. Julio caminaba para hacer su vida diaria: estudiar, ir al supermercado o a un restaurante, incluso para llegar al transporte público. Después de un año compró una bicicleta para moverse más rápido, cosa que jamás imaginó hacer, pues en México siempre lo relacionó con ejercicio o paseos recreativos. Contó también que entre las costumbres del pueblo donde vivía está la de tener huertos propios en las casas, así como la de participar en actividades comunitarias al aire libre en parques o plazas sin importar si hace frío o calor. Julio hizo lo que todos en el pueblo: comenzó su huerto en la casa y se incorporó a las actividades de la comunidad. Vivía como los locales. Después de dos años de vivir en Italia se dio cuenta de que en ningún momento le había pasado por la mente inscribirse en un gimnasio, y a pesar de ello (le platicó a Gaby con asombro) nunca se había sentido tan bien en lo físico y emocional. Él siempre había pensado que en la Ciudad de México hacía "mucho ejercicio" pero nunca había estado en tan buena forma como cuando vivió en Italia y no sabía por qué. Gaby lo ayudó a resolver esa incógnita. Le hizo ver que la actividad en el huerto, las caminatas, sus trayectos sin coche y el estilo de vida local lo llevaron a activarse más que nunca en su vida y que lo maravilloso de eso era que al hacerlo como parte de su vida cotidiana no lo identificaba como *ejercicio*, aunque a diario moviera y tonificara sus músculos, algo que quizá nunca hubiera logrado con sus actividades en la Ciudad de México. En general, Julio vivió y conoció el verdadero bienestar en aquella época de su vida. Incluso, viviendo en Italia, conoció a su actual pareja.

Después de cuatro años en Italia, Julio regresó a México. Poco a poco, no le quedó más que adaptarse de vuelta al estilo de vida de una ciudad industrial. Un año después, él y su pareja decidieron comenzar una familia. Fue ahí cuando se hizo el espermatograma que lo llevó con Gaby. Los resultados fueron un choque para él. ¿Cómo era posible que, siendo tan joven y considerando que cuidaba su salud, obtuviera un resultado como ése? Para hallar la respuesta, Gaby le pidió que analizaran los componentes de su estilo de vida actual. A pesar de que se había inscrito a un gimnasio, pasaba mucho más tiempo sentado, no sólo en el trabajo, sino también en sus trayectos en el tráfico. Las horas sentado generaban un exceso de calor en los testículos, y eso a su vez alteraba la formación de sus espermas y dañaba a los ya formados. Gaby le recomendó que, aparte de seguir con el gimnasio, buscara activarse lo más posible, tal como lo había hecho en Italia, y que intentara seguir los hábitos de sus años en el Mediterráneo. Le propuso caminar más, quizá no ir al supermercado caminando, pero sí estacionar su coche lo más lejos posible de la entrada, luego utilizar las escaleras en lugar del elevador y, para evitar tanto tiempo sentado, levantarse de la silla cada 45 minutos para caminar en su oficina (por ejemplo, que tomara llamadas estando de pie y no sentado). Estas recomendaciones, por más insignificantes que parezcan, benefician a los hombres durante el periodo preconcepcional, pues ayudan a la liberación del calor generado en los testículos. Julio siguió las recomendaciones. Se hizo el espermograma tres meses después y sus resultados mostraron gran mejoría, tanto, que ahora es papá de tres.

¿Por qué el movimiento es bueno durante la etapa preconcepcional?

El cuerpo humano está diseñado para el movimiento: huesos, articulaciones, músculos, tendones, ligamentos, todos forman una estructura perfecta cuyo único fin es transportarse de un lugar a otro. El caminar, correr, saltar, trepar, es lo que llevó a los seres humanos a sobrevivir, adaptarse y evolucionar. El movimiento les abrió paso a la cacería, necesaria para alimentarse, resguardarse y evitar peligros. Además, es fundamental para mantener la salud y el bienestar, pues activa y fortalece los músculos y los huesos; mejora la circulación y con ello la oxigenación a cada rincón de tu cuerpo; incrementa tu flexibilidad y resistencia, y todo en conjunto disminuye tu riesgo a enfermedades. La vida activa ofrece una amplia variedad de beneficios, entre ellos en la fertilidad, en específico sobre el material genético de óvulos y espermatozoides.

> Los hijos de padres activos reciben la ventaja genética de un cuerpo con mejor adaptación (para su supervivencia, ante enfermedades) por el trabajo que hicieron las generaciones previas.

Puedes programar este beneficio en tus futuros hijos si te mantienes activo en el periodo preconcepcional.

Para poder comprender mejor el efecto del movimiento en esta etapa debemos conocer la diferencia entre actividad física y ejercicio, pues la mayoría los considera sinónimos aunque no lo sean, y a pesar de que en muchos casos se entiende lo que queremos decir, es importante distinguirlos.

Según la Organización Mundial de la Salud, actividad física es cualquier movimiento del cuerpo producido por los músculos y que involucra un consumo de energía.[1] Con ello se hace referencia a todo el movimiento que realizamos en nuestra vida cotidiana como caminar, trabajar, labores domésticas, actividades recreativas, etc. Es lo que hacía Julio en su vida en Italia.

Por otro lado, el ejercicio es un tipo de actividad física planeada, estructurada, y que se realiza de forma regular. Se puede hacer en diferentes intensidades y duración dependiendo de la capacidad física y los objetivos de cada persona. En la mayoría de los casos, el ejercicio implica un propósito específico como mejorar fuerza, flexibilidad o resistencia del cuerpo. Entendámoslo como un programa de gimnasio para mejorar la masa muscular o un plan de entrenamiento con la intención de terminar un maratón.

Tanto llevar una vida físicamente activa como una con ejercicio estructurado aportan beneficios para la salud que se reflejan en la composición corporal de las personas, sus parámetros bioquímicos y en su epigenética. Además, el ejercicio disminuye los niveles de colesterol y triglicéridos y regula la insulina y la glucosa; mejora la producción de neurotransmisores relacionados con el bienestar y contribuye a mejorar los niveles de estrés; ayuda a lograr una mayor oxigenación y regulación hormonal y circadiana. Todo lo anterior mejora los parámetros de producción de óvulos y espermatozoides.

Hace poco Gaby conoció a Mariana, una paciente en busca de asesoría en salud preconcepcional. Se molestó cuando comenzaron a hablar acerca del ejercicio en su vida. Le cambió el semblante y el tono de voz. Dijo: "Llevo cinco meses corriendo y la verdad es que no me gusta nada". Comenzó a describir esa hora de terror que vivía desde el momento en que se calzaba los tenis para correr en la caminadora en el gimnasio o salía a la calle. "Lo único que pienso cuando corro es cuándo va a terminar". Mariana odiaba el proceso y llegaba un punto en que sentía que las piernas "no le daban" y el tiempo pasaba lento. Gaby le preguntó por qué lo hacía. "Porque me han dicho que es muy bueno para la salud y una amiga se embarazó cuando empezó a correr". "Cuando me embarace lo voy a dejar". Para ella, correr era un medio que la iba a llevar a cumplir una meta específica. Sin embargo, el hecho de que su amiga lo hubiera logrado no fue resultado de salir a correr. Gaby dedicó unos minutos a ayudarla a comprender que podría hacer otra actividad física, una que disfrutara. Para que un tipo de ejercicio o actividad física se pueda volver un hábito, debe incluir un componente de placer y de disfrute. La actividad física debe ser un pilar que sostenga nuestra salud por el resto de nuestra vida y, por tal razón, se debe disfrutar, porque debe ser para siempre. Cuando tu cerebro relaciona una actividad física con algo negativo, buscará rechazarla y enviará señales de todo lo malo que ésta es para ti: más complicada, más lenta, más dolorosa. Para nuestro cerebro es fácil adoptar hábitos y actividades placenteras porque funciona con base en neurotransmisores de placer que generan una especie de adicción que se refleja en la necesidad de repetir ese movimiento todos los días. Por fortuna, existen miles de tipos de actividades físicas y puedes cambiarlas cada vez que lo sientas necesario.

Para encontrar tu actividad física ideal responde las preguntas: ¿se adapta a mi vida actual? ¿Me gusta? ¿Lo puedo hacer por mucho tiempo? ¿Puedo ser constante?

En una etapa preconcepcional el estrés causado por el rechazo al ejercicio puede retrasar la posibilidad de un embarazo en las mujeres, pues su cuerpo pensará que diario se está sometiendo a un evento de peligro y estrés, lo cual puede ocasionar cambios en ciclos menstruales o ciclos sin ovulación.

Cuando el cuerpo de una mujer percibe peligro en el ambiente evitará traer hijos al mundo. Una mujer protege a sus hijos aun sin haberlos conocido. Y en el caso de los hombres es similar, existen estudios (como los mencionados en el capítulo de estrés) que dicen que bajo esta sensación su conteo y calidad de espermatozoides baja.

Cuando hablamos con pacientes acerca de su actividad física en el periodo, preguntamos cuál ha sido el ejercicio que más han disfrutado su vida, aquel donde el tiempo se les pase rápido y les mejore su estado de ánimo. Luego de reflexionar unos segundos, vemos cómo cambian su cara y su tono de voz porque recuerdan esos momentos con gusto y hasta se ven animados en regresar a esa actividad. "¡Me encantaba jugar futbol!". "¡El tenis era mi pasión!". "¡Amaba hacer yoga!". "¡Bailar era mi terapia!". Mariana no fue la excepción cuando Gaby hizo esas preguntas. Respondió positivamente y habló sobre natación y yoga. Ella comprendió que la actividad física debe brindarle bienestar y así es como regresó a la alberca y al yoga.

Uno de los efectos más positivos de la actividad física en el periodo preconcepcional se da sobre la regulación de los niveles de estrés, que además tienden a incrementarse en este periodo, en especial con un diagnóstico de infertilidad o si se pasa por un proceso de reproducción asistida. Se ha demostrado que la actividad física y el ejercicio de forma regular promueven la producción de neurotransmisores relacionados con el bienestar, como la dopamina, serotonina y algunas endorfinas.

Nos ha tocado ver que en el trimestre cero las personas hacen ejercicio con el objetivo de bajar de peso (por iniciativa propia o por indicación de sus médicos), y si bien el ejercicio incrementa la quema de calorías, aporta otros beneficios referentes a la salud física, mental y reproductiva más provechosos que la pérdida de peso.

> La idea de esperar a bajar de peso para embarazarse y sólo intentarlo por medio del ejercicio puede alargar tanto el tiempo de espera que quizá cuando lo logres deje de ser viable un embarazo por tu edad.

No postergues iniciar tu proceso por un número en la báscula.

Está bien si buscas un objetivo a corto plazo como pretexto para comenzar con el ejercicio (en este caso ver una prueba positiva), pero siempre lo más importante será mantener el movimiento a largo plazo, se logre o no el objetivo, pues existen muchos beneficios intangibles en lo que respecta a la salud. Si aún no realizas actividad física, toma tus ganas de ser padre o madre como motivación y el "empujón" para comenzar, no te vas a arrepentir.

Puedes hacer ejercicio en casa o en cualquier lugar. La pandemia de covid-19 nos dejó recuerdos de personas cargando botellones de agua o bolsas de arroz para utilizarlos como pesas o las escaleras de sus casas, sillas y mesas para hacer ejercicio. Gracias a ello, tenemos acceso a entrenadores e instructores de alto rango por medio de plataformas digitales. Sin importar las condiciones climatológicas, el tráfico o el trabajo, puedes adaptar un momento del día para moverte un poco más. No compliques tu vida para iniciar estos cambios. Sin embargo, como todo en la vida, existen algunas excepciones.

Ejercicios que pueden afectar la reproducción en el periodo preconcepcional

Hace 10 000 años, durante la transición del Paleolítico al Neolítico, se presentó un fenómeno llamado "transición demográfica del Neolítico". Durante el Paleolítico la mayoría de las tribus eran nómadas y vivían en poblaciones pequeñas. Tanto hombres como mujeres se encargaban casi de las mismas actividades de caza, pesca y recolección. Todos se mantenían extremadamente activos. Después, en el Neolítico, se establecieron lugares de vivienda gracias a que adoptaron la agricultura y domesticaron animales, lo que los llevó a disminuir su movimiento, pues ya no hacía falta salir a buscar alimento. También se dio un fenómeno de asignación de roles según el género. Este cambio llevó al primer gran crecimiento poblacional y es atribuido principalmente a un incremento en la fertilidad de las mujeres, asociado a una menor actividad física. Si comparamos, las mujeres del Paleolítico realizaban una gran actividad física y cuidaban a los más pequeños mientras se desplazaban para buscar alimentos; mientras que en el Neolítico dejaron el desplazamiento y, por lo tanto, también el gasto excesivo de energía, lo cual pudo afectar su fertilidad. Aquél fue el primer fenómeno que demostró que actividades físicas extenuantes pueden afectar la fertilidad femenina.[2]

En el periodo preconcepcional se recomienda que los hombres y las mujeres mantengan un estilo de vida activo y saludable.

> Ambos deben evitar el ejercicio excesivo o extenuante y los hombres, además, evitar ambientes calurosos para evitar daño por el estrés por calor testicular.

Un buen número de estudios han demostrado que ciertos tipos de ejercicio pueden afectar la calidad del material genético de los espermatozoides, además de su cantidad. La espermatogénesis depende en gran parte de una temperatura adecuada en el escroto (piel que recubre los testículos), y ésta se debe mantener en promedio 5 °C por debajo del resto del cuerpo. Así, cualquier tipo de ejercicio que genere un exceso de calor a nivel testicular puede alterar la producción de espermatozoides y su material genético. En términos científicos, esto se conoce como "estrés por calor testicular" y es producto de ejercicios como ciclismo, motociclismo a largas distancias, o aquellos que se hacen en altas temperaturas. No sólo afecta la posibilidad de lograr un embarazo, sino que el daño puede ocasionar una división inadecuada de cromosomas y aumentar el riesgo de enfermedades en las siguientes generaciones.

A menudo nos llegan casos de ciclistas con una afectación en los parámetros espermáticos, o bien que quieren prevenir que lo anterior afecte su proceso de paternidad. Cuando estamos en el trimestre cero recomendamos evitar el tipo de ejercicios que mencionamos arriba, pues con esto se genera una fragmentación del ADN espermático. Por supuesto, no es lo mismo el ciclismo de rutas largas, que por lo general se hace con calor ambiental, que tomar la bicicleta para distancias cortas de transporte, como lo hace la gente que vive en países nórdicos o mediterráneos.

Sobre todo en el periodo preconcepcional, la cantidad de ejercicio se debe individualizar por medio de los parámetros físicos de cada persona, como el espermograma en los hombres y el ciclo menstrual en las mujeres, bioquímicos como glucosa, colesterol, triglicéridos y la salud emocional. Todo con el objetivo de proteger el material genético de óvulos y espermatozoides.

En general, podemos definir ejercicio intenso como una actividad de alta exigencia física, que provoca un incremento en la frecuencia cardiaca, respiratoria, puede causar fatiga muscular, y cuando se realiza es difícil poder llevar una conversación por falta de aliento. Además, el ejercicio intenso se puede ver de muchas formas, desde correr largas distancias, levantar pesas, practicar futbol o basquetbol. De nuevo, depende de cada persona.

Lo más importante es priorizar los objetivos. Si lo que se busca es mejorar el rendimiento o cumplir metas deportivas ambiciosas que implican grandes esfuerzos físicos, lo mejor será postergar el periodo preconcepcional. Si bien cuando los hombres que realizan entrenamientos intensos pueden tener un mayor riesgo de afectación en la calidad y cantidad espermática, ejercicios como caminar, correr o nadar, levantamiento de pesas de intensidad moderada se han asociado con una mejora en la calidad del semen. Cuando la actividad física es moderada se ve una mejora en la circulación sanguínea y oxigenación en los testículos, lo cual mejora la espermatogénesis. En las mujeres es similar, el ejercicio intenso causa irregularidades menstruales que impiden un embarazo, mientras que el de intensidad moderada mantiene estos ciclos en orden.

Regina, una mujer de 27 años, llevaba un año intentando quedar embarazada. En la adolescencia fue gimnasta olímpica profesional y ahora se dedica al fisicoculturismo. Nos contó que llevaba cuatro años con alteraciones en su periodo menstrual e incluso había pasado meses sin menstruar, pero le había restado importancia porque en ese entonces no había pensado en embarazarse. Cuando buscó ayuda médica le recomendaron que primero tomara medicamentos para normalizar su periodo y después buscar el embarazo. Ella nunca quiso tomar medicamentos, así que decidió esperar a ver si cambiaba de forma natural. No sucedió. Regina competía de manera profesional en fisicoculturismo y *crossfit*. Su masa muscular era elevada y tenía muy poca grasa corporal. Nos contó que a nivel competitivo se sentía bien, mejor que muchas de sus compañeras de su edad. Se sentía saludable a pesar de sus alteraciones menstruales. Decidimos que antes de hacer un plan de acción debíamos analizar cómo se encontraba a nivel hormonal, por lo que le pedimos someterse a varios estudios de laboratorio. Encontramos lo que sospechábamos desde un principio. El ejercicio tan intenso y prolongado, además del elevado nivel de masa muscular combinado con su poca grasa corporal habían alterado sus niveles de hormonas, que eran necesarias para la adecuada ovulación y menstruación. Luego de ver sus resultados, se acordó de que dos años atrás había sufrido una lesión fuerte que le impidió entrenar tan intenso y competir durante un año y que durante ese tiempo su periodo había sido normal. Ese año disminuyó la intensidad del ejercicio y, a pesar de que seguía activa, disminuyó su masa muscular y depositó un poco más de grasa en su cuerpo. Todo eso contribuyó a que se normalizaran sus niveles de hormonas y sus ciclos menstruales y ovulación. Le explicamos que esas alteraciones que presentó eran temporales y dependientes de sus objetivos de masa muscular, masa grasa e intensidad del ejercicio, por lo que cuando ella disminuye la intensidad, su ciclo se normaliza.

En este periodo siempre será mejor realizar ejercicio moderado, ya que, como hemos visto, el ejercicio de alta intensidad incrementa el nivel de estrés en el cuerpo y puede tener un componente oxidante y ambos factores afectan la salud de las células sexuales. En ningún momento nuestra recomendación será que suspendas la actividad física que te gusta, porque ya hemos hablado de su importancia, sólo que la modifiques para que no afecte tu fertilidad.

Sedentarismo y su efecto sobre la fertilidad

Hemos mencionado ya que nuestro cuerpo está diseñado para moverse, por eso, cuando lo dejamos estático por demasiado tiempo da una sensación de atrofia que ocasiona mayor dificultad para hacer las actividades cotidianas o cualquier ejercicio.

Las personas sedentarias tienden a pasar la mayor parte del día sentadas o acostadas, en actividades que requieren poco esfuerzo físico. En los hombres, más que en las mujeres, esto es más delicado, pues acumulan mayor cantidad de grasa a nivel abdominal, generando más calor en testículos y ocasionando daño directo a los espermatozoides y su material genético.

Hay estudios que han demostrado que si un hombre pasa menos de una hora sentado mantiene la temperatura testicular en un promedio de 33.1 °C, pero si pasa más de seis horas en esa posición, la temperatura incrementa más de un grado centígrado en esa zona, y eso, combinado con el poco flujo sanguíneo, promueve la formación de radicales libres que oxidan a los espermatozoides y su material genético. Si por alguna razón es difícil para ti llevar a cabo una sesión de ejercicio, al menos busca espacios en el día para mantener tu cuerpo activo.

Puedes, por ejemplo, usar las escaleras en lugar del elevador. Utilizar una alarma en tu *smartphone* o *smartwatch* que te recuerde levantarte de tu escritorio. Otra forma es contabilizar tus pasos, intenta dar al menos 8 000 al día. Cuando andes en coche, si no es peligroso, estaciónate un poco más lejos de tu destino. Proponle a tu grupo de amigos salidas donde puedas mantenerte en movimiento. Inscríbete en algún programa de ejercicio que puedas tomar desde casa, a la hora que tú tengas oportunidad, y cumple con tu compromiso.

Piensa que el trabajo duro que hagas el día de hoy para moverte un poco más te ayudará a cumplir la meta que tienes y también ayudará a que tus hijos disminuyan su riesgo a enfermedades crónicas como a las que ya nos acostumbramos hoy: diabetes, hipertensión y depresión.

Ahora sabemos que es cierto que por sus características, varias profesiones implican posiciones o ambientes que propician la generación de calor a nivel testicular.[3] Por ejemplo, cocineros o parrilleros, quienes al pasar tiempo frente a hornos calientes y fuego exponen la zona testicular al calor, lo que altera la espermatogénesis. Pero también trabajos de oficina, choferes, pilotos, etc. En estos casos se recomienda que se tomen pausas continuas para alejarse del exceso de calor, aumentar la circulación y descansar, y todo con la intención de disminuir la temperatura a nivel escroto a una adecuada.

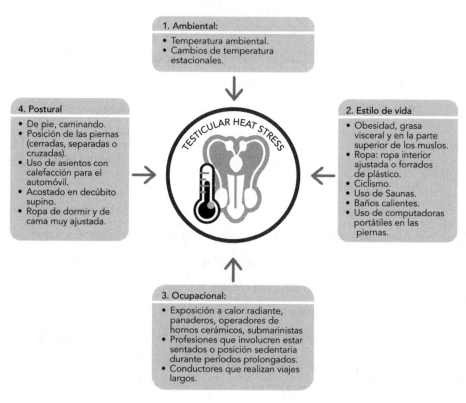

1. Ambiental:
- Temperatura ambiental.
- Cambios de temperatura estacionales.

4. Postural
- De pie, caminando.
- Posición de las piernas (cerradas, separadas o cruzadas).
- Uso de asientos con calefacción para el automóvil.
- Acostado en decúbito supino.
- Ropa de dormir y de cama muy ajustada.

2. Estilo de vida
- Obesidad, grasa visceral y en la parte superior de los muslos.
- Ropa: ropa interior ajustada o forrados de plástico.
- Ciclismo.
- Uso de Saunas.
- Baños calientes.
- Uso de computadoras portátiles en las piernas.

3. Ocupacional:
- Exposición a calor radiante, panaderos, operadores de hornos cerámicos, submarinistas
- Profesiones que involucren estar sentados o posición sedentaria durante períodos prolongados.
- Conductores que realizan viajes largos.

Diferentes factores que contribuyen al "estrés por calor testicular". Mostramos un dibujo para hacer esto más visual.

Entonces
¿cuál es el mejor ejercicio en esta etapa?

El "mejor ejercicio" para el trimestre será el que disfrutes y que además no provoque una alteración negativa en la maduración de tus células sexuales ni su material genético. Si por alguna razón no haces ejercicio antes del trimestre cero, debes considerar varios aspectos y responder las siguientes preguntas antes de comenzar:

- ¿Desde hace cuánto tiempo no haces ejercicio?
- ¿Qué tan activa es tu vida cotidiana? ¿Cuentas tus pasos diarios?
- ¿Cuál ha sido el ejercicio que has hecho en tu vida que más te ha gustado y disfrutado?
- ¿Sufres alguna lesión que te impida realizar ejercicio?
- ¿A qué te dedicas? (Para identificar factores de riesgo)

Después de responder esas preguntas, es importante identificar el estado general de salud y si existen condiciones que puedan ponerte en riesgo al comenzar el ejercicio, esto es de especial importancia si has sido diagnosticado con una enfermedad cardiovascular o tienes alguna lesión que te impida el movimiento. Por otro lado, si ya realizas alguna actividad física, es importante saber:

- ¿Cuánto tiempo llevas haciendo ese ejercicio?
- ¿Con qué frecuencia lo haces? (por semana)
- ¿Cuánto tiempo del día dedicas a ese ejercicio?
- ¿A qué hora lo haces?
- ¿Te gusta?
- ¿Estarías dispuesto a cambiarlo o modificarlo con el objetivo de mejorar tu salud reproductiva?

Con las respuestas podrían hacerse recomendaciones para optimizar el ejercicio y la actividad física en el trimestre cero, siempre teniendo en cuenta que los cambios serán temporales y se deberán de repetir cada que se quiera concebir.

La masa muscular es tu mejor aliada en el periodo preconcepcional

Cuando atendemos a personas en su etapa preconcepcional es común escuchar que sus médicos les han dicho, tanto a hombres como mujeres: "Tienes que bajar de peso". "Estás muy delgado, tienes que subir de peso". A pesar de que en la mayoría de los casos las recomendaciones se dan con la intención de que la persona mejore su salud, pueden causar un efecto contrario.

Cuando se habla de peso en kilogramos, no se diferencia la cantidad de músculo o de grasa de una persona, lo que los profesionales de la salud llamamos *composición corporal*. Como su nombre lo dice, esto es el conjunto de componentes del peso de una persona: músculo, grasa. Uno de los objetivos de medir la composición corporal es conocer la relación que existe entre la masa muscular y la masa grasa en relación con el peso total, y aquí es donde radica el efecto que tiene el peso de una persona en la salud. Por ejemplo, podemos ver personas delgadas, pero cuyo peso es principalmente grasa, con muy poca masa muscular, o por el contrario, personas que podrían verse grandes pero en su composición corporal exhiben muy buena cantidad de masa muscular y poca masa grasa. Y es aquí donde radica la importancia de dejar claro que la salud no depende del peso total de la persona sino de la relación que existe entre su masa grasa y su masa muscular.

¿Por qué la masa muscular siempre será un gran aliado en este periodo?

1. **Aumento del gasto energético:** tu cuerpo continuará utilizando sus reservas de energía incluso cuando te encuentres en una actividad un poco más sedentaria (como trabajar en la computadora), por lo que los efectos del sedentarismo no serán tan graves.

2. **Mejora del metabolismo de los carbohidratos:** el músculo mejora la sensibilidad a la insulina, lo que ayuda a regular los niveles de glucosa en la sangre.

3. **Regulación del metabolismo de las grasas:** el músculo también es capaz de utilizar la grasa como fuente de energía y evitar su acumulación en el abdomen (que en los hombres afecta a la temperatura testicular).

4. **Mejora la capacidad pulmonar:** al aumentar la masa muscular del tórax y los músculos respiratorios, como el diafragma y los músculos intercostales, se puede aumentar la capacidad pulmonar. Esto permite que los pulmones reciban más oxígeno y que el cuerpo pueda utilizarlo de manera más eficiente.

5. **Mejora el flujo sanguíneo:** ayuda a transportar más nutrición a todos los órganos (que en los ovarios y testículos mejora las células sexuales).

Todos estos beneficios tienen un efecto directo en la salud reproductiva de hombres y mujeres, comenzando por el incremento en el flujo sanguíneo y la oxigenación, que es indispensable para el periodo de gametogénesis, es decir, para cuando se están formando los espermatozoides y los óvulos. Si no se tiene un adecuado flujo sanguíneo y se compromete la oxigenación se pueden generar alteraciones en el material genético y fragmentación de ADN, lo que puede hacer que ese óvulo y espermatozoides no sean viables para la fecundación y, si fecundan, pueden incrementar riesgos para el feto en formación.

No sólo se debe contar con una masa muscular adecuada, sino que ésta debe estar tonificada, lo cual se logrará haciendo ejercicio y teniendo una vida físicamente activa. Si volvemos a la analogía de que el cuerpo humano es como un automóvil, podríamos relacionar la masa muscular con el motor, y como todo motor, necesita de mantenimiento y cuidado para seguir funcionando. Lo mismo sucede con los músculos. Si no se utilizan con regularidad, pueden disminuir su tamaño y su función, y es cuando se incrementa el riesgo de que se altere todo el metabolismo, las funciones mecánicas y se comprometa la fertilidad. Por lo tanto, así como mantenemos el motor de un coche con aditivos, líquidos especiales, limpieza, etc., el mantenimiento de la masa muscular será a través del ejercicio regular.

Los estereotipos actuales de salud nos han llevado a pensar que la salud de las personas depende del tamaño de su cuerpo y por eso escuchamos tantas recomendaciones de subir o bajar de peso para mejorar la salud. Ahora, entendiendo la importancia que tiene la masa muscular en nuestro cuerpo y en la salud reproductiva, podemos comprender por qué no se debe recomendar que las personas ganen o pierdan peso antes de intentar un embarazo o para mejorar la fertilidad. En la mayoría de los casos las recomendaciones vienen sin una guía para poder lograr ese objetivo de forma saludable. Además, cuando se dan en el periodo preconcepcional, tienden a sumar un componente de "prisa" en las personas para no retrasar más el embarazo. Pensemos que si a una persona que está planeando tener hijos se le dice "tienes que esperarte a perder peso para poder concebir", tratará de hacerlo lo más rápido posible, lo que la puede llevar a someterse a dietas o ejercicios rigurosos que al final sólo comprometen su salud y, sin saberlo, la alejan de sus objetivos.

> Por lo general, grandes pérdidas de peso en poco tiempo involucran pérdida de la masa muscular, lo que afecta el metabolismo, y por lo tanto incrementan el riesgo de otras enfermedades, lo que a su vez también tendrá un efecto en la fertilidad.

Por eso recomendamos la asesoría personalizada durante el periodo preconcepcional, donde incluso se pueda medir la composición corporal y contabilizar tanto la masa grasa como la masa muscular y así poder dar recomendaciones que realmente contribuyan con la fertilidad y el material genético de óvulos y espermatozoides.

¿Qué significa tener una composición corporal adecuada?

En el caso de los hombres, una adecuada cantidad de masa muscular se relaciona con una mejor calidad del semen y una mayor producción de testosterona, hormona importante para la fertilidad masculina. En el caso de las mujeres, se ha relacionado con ciclos menstruales más regulares y mejora en la ovulación.

Hace poco comenzó a circular el concepto de "construye masa muscular para quemar grasa" (*build muscle to burn fat*).[4] Esto se refiere a que cuando se enfoca el ejercicio en la construcción de masa muscular, esto llevará a movilizar la grasa almacenada de forma más eficiente. Esto sucede gracias a que la masa muscular es metabólicamente más activa que la masa grasa, y al aumentarla se incrementa también la quema de calorías, lo que llevará al cuerpo a utilizar la grasa almacenada como fuente de energía. Esto se logra con ejercicios de fuerza, ya sea que involucren cargar nuestro propio peso, ligas o pesas. Y claro, debe ir en combinación con todo un estilo de vida enfocado en mejorar la salud, como alimentación personalizada, buen patrón de sueño, manejo de estrés e hidratación.

Lo ideal sería que llegáramos al trimestre cero con una composición corporal óptima, lo cual no siempre se logra, por lo que tampoco debe de ser una condena, que es justo lo que queremos dejar claro en este libro.

> El periodo preconcepcional debe ser un periodo de cambios positivos que sumen a nuestra salud y no de "tirar la toalla" y decir: como nunca lo he hecho, ahora tampoco lo haré.

Pensar que los cambios que se hagan y las metas que se logren en este periodo no sólo contribuyen a la salud reproductiva y de las siguientes generaciones, sino también a la salud actual de cada persona y específicamente en el tema de actividad física y ejercicio, siempre será un ejemplo de salud para nuestros hijos.

Consumo de sustancias adictivas

No importa cuál sea la situación, recuerda
que la elección siempre será tuya.

PAULO COELHO

Si comienzas a leer este capítulo con la esperanza de encontrar qué tanto puedes estirar la liga respecto al consumo de sustancias como alcohol, cigarro y drogas psicotrópicas durante la etapa preconcepcional, de una vez te lo decimos: no intentes ni siquiera estirarla. Cada una causa daño a óvulos, espermatozoides y a su material genético.

> Existe una relación comprobable en diversos estudios y artículos entre su consumo, las pérdidas gestacionales y la incidencia de enfermedades crónicas en niños.

La información documentada en artículos científicos se interpreta a partir de correlaciones. Para obtener una correlación, se hacen estudios en grupos grandes de personas, se analizan las acciones que más se repitieron, se observan los resultados y se obtiene una relación entre ellos. A pesar de que una correlación no es causa-efecto, este tipo de estudios permiten conocer qué factores pueden afectar a un resultado específico.

Sabemos que utilizar una sustancia (como cigarro, alcohol o droga psicotrópica) puede ser difícil de controlar, ya que muchas de ellas generan una fuerte dependencia. La única intención de este capítulo es mostrarles la información que se tiene acerca de consumir ese tipo de sustancias en este periodo porque existen efectos adversos que se pasan por alto por desconocimiento.

> Lo que buscamos es que la información que te presentaremos te ayude a tomar mejores decisiones, que pueden ser desde disminuir el uso de sustancias, hasta ponerla en pausa en este periodo o eliminarla por completo.

La historia familiar de Meli y Laura ejemplifica muy bien el porqué de este capítulo. Ellas son hijas de padre y madre fumadores, nacieron a principios de los años ochenta, y aunque suene extraño en la actualidad, en aquel entonces no se les recomendaba a las mujeres que dejaran de fumar durante su embarazo (mucho menos antes de embarazarse, ya ni hablar de los hombres). La madre de Meli y Laura les contó a sus hijas que en su época eran comunes las reuniones de amigas (la mayoría de ellas embarazadas y otras en el periodo precon-cepcional) para jugar cartas. En estos días siempre se tomaban algunas copas y fumaban todavía más, es más, no se conce-bían esas tardes entre amigas sin fumar y beber. Recordemos que era una época en la cual se permitía fumar en lugares cerrados y se hablaba poco del daño del alcohol y el tabaquis-mo, incluso era normal llegar a una casa y encontrar ceniceros en cada mesa o repisa. Si te digo que tanto Meli como Laura parecen ser mujeres saludables, podrías pensar que si los pa-dres de Meli y Laura fumaban antes del embarazo, incluso su mamá lo hacía embarazada, como quizá lo hicieron tus propios papás, ¿por qué no podrías hacerlo tú también? Sin embargo, todavía no termina la historia.

Meli siempre fue un poco más rebelde que Laura, pues cuestionaba a sus padres, mientras que Laura los imitaba. Meli, de forma independiente y siguiendo su intuición, co-menzó a hacer ejercicio desde su adolescencia y jamás tocó un solo cigarro, es más, nos contó que le daba asco porque vivía todos los días con el humo del cigarro en su casa. Por otro lado, Laura, más parecida a sus padres, no hacía ejercicio, pasaba más tiempo en casa con sus papás y comenzó a fumar desde los 16.

Hoy ambas tienen más de 40 años. Podemos ver el efecto del cigarro en ellas y su familia. En primer lugar, su padre falleció a inicios del año 2000 a consecuencia de un infarto (quizá por efecto del tabaquismo); a su madre se le diagnosticó una enfermedad pulmonar a los 60 años y a los 70 ya dependía todos los días de un tanque de oxígeno, lo que limitó su vida e incrementó su riesgo de muerte. Laura, que comenzó a fumar hace 25 años, hoy padece lupus, ansiedad e hipotiroidismo y, de hecho, nunca logró tener hijos. Meli, por otro lado, tiene tres hijos y se encuentra saludable en todos los aspectos de su vida, y no sólo eso, sino que cada día busca mejorar. Ha visto el ejemplo de lo que no se debe hacer y de lo que debe evitar para disminuir el riesgo de padecer enfermedades como sus padres y su hermana.

El haber crecido en un ambiente de adicciones no es una condicionante para que tú las sufras, desarrolles o mantengas. Tomar conciencia de los efectos de las adicciones debe ser el motor que te impulse a dejarlas y sobre todo evitar que tus hijos sufran las consecuencias. Sabemos que dejar el cigarro, el alcohol u otras drogas es difícil y que requiere de un enorme esfuerzo, dedicación y compasión. Por eso es mejor que lo intentes antes de que decidas tener hijos. Las adicciones ofrecen una falsa sensación de confort, y cuando cambia la dinámica familiar por expansión de la misma es posible que busques regresar a ellas para manejar el estrés que viene del cambio.

Es indispensable aprender a estabilizar tu salud emocional por medio de otras actividades y con

> herramientas internas como meditación
> y técnicas de manejo de estrés.

Hay que evitar esa salida fácil pero peligrosa que ya no sólo te dañará a ti, sino a toda tu familia. La mejor recomendación para dejar cualquier sustancia adictiva es buscar ayuda emocional y médica, pues existen ciertos fármacos y terapias que ayudan en el proceso.

¿Por qué comienzan las adicciones?

Es necesario que entendamos que una adicción no sólo existe en su grado más grave. La incapacidad de dejar una sustancia adictiva, aunque en la superficie parezca inofensiva, se puede considerar ya una adicción. El inicio de las adicciones se da por diferentes razones y tanto la genética como el ambiente están involucrados. Unos de los genes de mayor relación a esto es el DRD2, que tiene que ver con la forma en que reaccionamos ante la dopamina, el neurotransmisor que causa placer. La programación genética de algunas personas aumenta su riesgo de sufrir una adicción, pues su sensibilidad a la dopamina es alta. Sin embargo, estas personas no tienen por qué vivir una condena, pues su riesgo depende en gran parte del ambiente donde hayan crecido.

Si una persona con esta variable genética crece en un ambiente en donde se procuran las fuentes rápidas de placer, habrá más posibilidades de que en cuanto entren en la adolescencia lo busquen en drogas como tabaco, alcohol o incluso en apuestas y sexo. Si desde pequeños se les muestra que el placer viene del deporte, pasar tiempo en familia y hacer actividades recreativas se recargarán en esto para conseguirlo. Si lo vemos de esta forma, entonces nos damos cuenta que no es el gen, sino el ambiente el que inclina la balanza hacia la salud o hacia las adicciones. Este ambiente es en donde creciste y en el cual sentiste mayor placer, seguridad y felicidad.

Las personas podemos desarrollar adicciones por la necesidad de encontrar en ellas una falsa y momentánea sensación de tranquilidad, paz y seguridad que seguramente no nos proporciona el entorno. Pero pensemos que si una persona depende de buscar constantemente un refugio que altere su percepción de la realidad, ¿qué tan útil es este refugio?

> Toda adicción, sin importar el tipo, ocasionará un efecto negativo en tu cuerpo: desde hacerte sentir con una energía que jamás has tenido, o, por el contrario, darte una tranquilidad momentánea que terminará cuando se pasen los efectos de la sustancia que consumas.

Estos dos extremos son los que buscan las personas con tendencias adictivas o una adicción diagnosticada, y si no se resuelve la razón de inicio de una adicción, será difícil saber el camino de regreso a una vida libre de ellas. No se trata sólo de dejar de fumar, beber, usar drogas, tomar café, etc., se trata de comprender por qué sientes que lo necesitas y entender de qué forma se puede suplir.

Cigarro: "Dejaré de fumar cuando me embarace / se embarace mi pareja"

Hemos escuchado esta frase cientos de veces. Por lo general, algunas mujeres lo cumplen porque son más conscientes del daño directo que causan al bebé en gestación, pero sus parejas no. Un problema es que se habla poco del daño que las sustancias del cigarro les hacen a los espermatozoides y óvulos antes de que conciban un bebé. Aunque este libro no pretende ser una guía de cómo dejar de fumar, queremos que te des cuenta del daño que puede ocasionar no sólo en este periodo, sino a lo largo de tu vida y la de tus futuros hijos, y que sus efectos negativos son tan profundos que pueden afectar también a la siguiente generación.

El tabaquismo en la etapa preconcepcional y su daño en los espermatozoides

El humo del cigarro tiene la capacidad de llegar a todas las células del cuerpo una vez inhalado. En hombres, el tabaquismo se ha relacionado con cáncer de próstata, y pensemos que los componentes del cigarro promueven que las células muten a este nivel, también es posible que lleguen a los testículos y afecten la formación de las únicas células que tienen menos protección de su material genético: los espermatozoides.

La formación y maduración de los espermas es un proceso con una duración de más o menos 90 días que se puede ver afectado por cualquier disruptor ambiental, como el cigarro. Si un hombre fuma durante los primeros momentos de dicho proceso, el humo del cigarro podría ocasionar mutaciones *de novo* (nuevas) en la célula que se está formando. Esto incrementa el riesgo de que se puedan presentar enfermedades genéticas que no existían en la historia familiar, es decir, que no están presentes en los genes de los papás, pero que pueden aparecer en el bebé. Los errores en la copia del ADN se dan porque varios compuestos tóxicos contenidos en el cigarro alteran las cadenas del código genético y detonan cambios que promueven la aparición de enfermedades y malformaciones.

También se ha demostrado que el cigarro promueve alteraciones epigenéticas en los espermatozoides ya formados, lo que no sólo pone en riesgo la fertilidad, sino la salud de la siguiente generación. Aquí un buen ejemplo es el caso de Meli y Laura. Existe una enorme probabilidad de que las dos, al ser hijas de padres fumadores durante el periodo preconcepcional y en el embarazo, hayan sufrido afectaciones en su salud y en su material genético. Laura a lo largo de su vida desarrolló varias enfermedades que sus padres padecían y otras que no habían padecido, mientras que Meli, por haberse enfocado en su salud y sus hábitos, las evitó al mejorar su epigenética y mantenerlas silenciadas.

En el proceso de formación de espermas el humo del cigarro puede promover que la repartición de cromosomas sea inadecuada en los espermatozoides formados, entonces se da lugar a células con más o menos de 23 cromosomas, que pueden no ser compatibles con la vida.

Estos síndromes, cuando son incompatibles con la vida, se pueden ver reflejados en pérdidas de embarazos o en muertes prematuras. Cuando son compatibles con la vida, es decir, cuando el bebé nace, se incrementa el riesgo de síndromes como la trisomía 21. Cuando el cigarro se inhala en la última etapa del proceso de formación y maduración espermática se afecta su morfología, ya que es la etapa cuando la célula adquiere su forma final —con cabeza y cola—, que es lo que le va a proporcionar velocidad y fuerza para poder fecundar un óvulo. Si se afecta su forma, tendrá una menor capacidad para fecundar al óvulo.

Por desgracia, la espermatogénesis no es un proceso lineal y cíclico de 90 días en donde siempre se puede volver a comenzar. Este proceso inicia todos los días, por lo cual la eyaculación trae consigo espermatozoides que están en todas las etapas de formación y maduración. Es cierto que el que mayor probabilidad tiene de fecundar es aquel que se encuentre en mejores condiciones, aunque no siempre es así. Es por eso que somos tan insistentes con los hombres en que si fumas, al menos esperes 90 días sin inhalar humo del cigarro para intentar un embarazo y continúes sin fumar durante todo el embarazo, aunque no seas tú quien lleve al bebé.

Después del embarazo te recomendamos que te mantengas alejado del cigarro, pues son muchísimas las sustancias dañinas que afectan tu salud y a los que están a tu alrededor, además de que lo mejor es que tus hijos no lo aprendan por imitación.

Existen diferentes correlaciones entre padres fumadores y enfermedades en sus hijos. Entre las más documentadas se encuentran las enfermedades congénitas del corazón, que abarcan malformaciones que ponen en riesgo la vida del bebé desde el útero y en sus primeros días de vida. La Sociedad Europea de Cardiología afirma:

> El riesgo de estas malformaciones se incrementa el 74% cuando el padre fuma y el 124% cuando la madre inhala el humo secundario del cigarro.

Por eso, aun cuando ya exista una prueba positiva de por medio, se recomienda que el cigarro no forme parte de la vida cotidiana de los futuros padres y menos de una mujer embarazada, ni siquiera de forma pasiva.[1]

También se han reportado bebés de bajo peso al nacer, así como retraso en el crecimiento intrauterino, asociados con el tabaquismo paterno en la etapa preconcepcional, incluso si la madre no era fumadora. Éstas dos son condiciones que se relacionan con mayor riesgo de enfermedades en la edad adulta.

Algunos tipos de cáncer infantil se han relacionado con el tabaquismo paterno en el periodo preconcepcional. El más estudiado es la leucemia linfoblástica aguda (LLA), cuyo inicio tiende a ser súbito, y si no se ataca a tiempo puede tener pronóstico desfavorable.[2]

El síndrome de muerte súbita infantil, también llamado "muerte de cuna", no tiene una causa clara, pero sucede más en niños que en niñas y se cree que está relacionado con una incapacidad de oxigenación, lo cual puede venir programado desde un nivel genético por un padre fumador o también cuando el bebé queda expuesto de forma constante al humo pasivo del cigarro.

Las guías oficiales más recientes dicen que además de evitar el humo del cigarro cerca de ellos, una persona fumadora deberá cambiar su ropa antes de cargarlos, pues ésta se impregna de ciertos compuestos tóxicos que pueden ser inhalados por los bebés. Debemos entender que los bebés se encuentran en un periodo de crecimiento rápido y que además sus órganos no han madurado lo suficiente para neutralizar los contaminantes.

Uno de los grandes problemas con el cigarro alrededor del mundo es que, además de ser una de las drogas más adictivas que existen, su venta sigue siendo legal, es un producto "barato" y fácil de conseguir. Además, la falsa sensación de bienestar que ocasiona y su efecto a nivel sistema nervioso lo hace adictivo. Su daño en todos los órganos es tan lento que cuando comenzó a venderse nunca se imaginaron que los efectos negativos en la salud estuvieran relacionados con ello. Por eso es que cuando se comprobó lo contrario, rápido se aprobaron leyes para prohibir su consumo en ciertas edades y lugares.

Tabaquismo en el periodo preconcepcional y daño en los óvulos

Sabemos que no se debe fumar durante el embarazo. Sus efectos sobre la oxigenación uterina y fetal afectan el crecimiento del bebé dentro del útero, incrementan el riesgo de abortos espontáneos, pérdidas en cualquier trimestre, malformaciones y hasta formación de coágulos que ponen en riesgo tanto a la mamá como al bebé en gestación. Hasta hace poco no se hablaba del efecto que tiene el tabaquismo de la mujer en el periodo preconcepcional, pero ahora también sabemos que fumar previo a un embarazo debe estar prohibido, en especial durante los tres meses previos a la fecundación.

La maduración de los óvulos también conlleva un proceso previo a la ovulación (cuando sale el óvulo del ovario). Como ya hemos explicado en capítulos anteriores, varios ovocitos son reclutados por folículos para crecer, dividirse y madurar. En este proceso preconcepcional existen varios pasos a seguir, como copiar el ADN, hacer una división adecuada de cromosomas y copiar la protección epigenética de la mamá.

Todos estos procesos pueden verse afectados cuando la madre inhala humo de cigarro, sin importar si ella es fumadora primaria o pasiva.

Es importante alejarse del humo del cigarro una vez que se ha decidido iniciar la etapa preconcepcional para evitar mutaciones que generen nuevas enfermedades en las futuras generaciones y aneuploidías que ocasionan un número de cromosomas inadecuado.

Por otro lado, el humo del cigarro y sus compuestos causan cambios fisiológicos a nivel uterino, lo cual puede impedir que un embarazo sea exitoso. El endometrio, que debe tener cierto grosor y contar con un flujo sanguíneo adecuado que permita la implantación del embrión, reduce su tamaño cuando una mujer fuma durante este periodo de su vida. Es decir, causa cambios negativos en el ambiente que habita el bebé sus primeros nueve meses de vida, haciendo que éste sea hostil y limite el aporte de nutrientes que requiere para crecer.

Una mujer, si no pasó por un proceso de reproducción asistida como fertilización *in vitro* o inseminación artificial, se dará cuenta de que está embarazada entre la segunda y la cuarta semana de gestación, cuando su periodo ya se retrasó y una prueba arroja un resultado positivo. El peligro de no haber dejado de fumar antes de eso recae en que esos primeros días el embrión forma sus órganos más importantes: corazón, cerebro y médula. Si no existe un aporte adecuado de oxígeno o los procesos de oxidación a causa de los tóxicos del cigarro son altos, se incrementa el riesgo de afectación en los órganos del bebé en formación y de cambios epigenéticos

La exposición al humo del cigarro (primaria o pasiva) durante el desarrollo fetal se ha relacionado con partos pretérmino (antes de las 34 semanas), en los cuales los bebés aún no tienen la capacidad respiratoria adecuada, lo que incrementa el riesgo de muerte, también se afecta el crecimiento que puede llevar a que su peso y talla sean pequeñas al nacer, además de que compromete el crecimiento de sus órganos debido a la falta de oxigenación. Por si no fuera suficiente, nuevas investigaciones han relacionado la exposición al humo del cigarro con los trastornos del espectro autista.

El cigarro es una droga adictiva y como tal se crea una gran dependencia tanto física como emocional.

Saber que puedes disminuir el riesgo de enfermedades en tus hijos, así como disminuir el de sufrir una pérdida gestacional, hace que valga la pena dejarlo.

Dejar el cigarro no sólo te acercará a cumplir el sueño que ahora tienes de hacer crecer a tu familia, sino que a la larga te dará mejores años de vida y será mejor ejemplo para tus hijos que aprenden por imitación. Queremos que toda esta información con bases científicas te dé herramientas para buscar hacer cambios. Ésta es una etapa en la que se debe salir del desconocimiento y entender que todas esas decisiones no sólo te benefician a ti, a todos los de tu alrededor y, si decides ser padre o madre, a tus futuros hijos.

Cigarros electrónicos o *vapes*

Los cigarros electrónicos son dispositivos que calientan un líquido (que contiene nicotina y otros compuestos) y generan un aerosol para inhalar como si fuera un cigarro convencional. Este producto se comercializó con la promesa de que sería una forma sencilla de dejar el tabaco, y su popularidad fue en aumento en todos los grupos y etapas de vida, incluyendo mujeres embarazadas.

> Vamos a dejar claro que los cigarros electrónicos contienen nicotina, además de metales pesados y compuestos volátiles relacionados con diferentes tipos de cáncer y otras enfermedades.

Los cigarrillos electrónicos deben evitarse siempre, pero en especial en la etapa preconcepcional y durante el embarazo. Si bien llevan poco tiempo en el mercado y es todavía pronto para establecer una correlación sobre su consumo y sus efectos dañinos, recordemos que la vía de uso es la misma que el cigarro y sus componentes similares. Hay que recordar la historia del cigarro, porque si la olvidamos estaremos condenados a repetirla: primero comercializados incluso para niños y mujeres embarazadas y utilizados hasta dentro de los hospitales, para que décadas después fueran prohibidos por el daño que causan a quienes los consumen y a las personas que están cerca. Desde hoy te podemos asegurar que lo mismo pasará con los famosos *vapes*, por lo cual nuestra postura (por temas preventivos) siempre es y será la misma que respecto al cigarro: no los utilices.

Consumo de alcohol en esta etapa

Si nunca has escuchado hablar sobre el trastorno del espectro alcohólico fetal (TEAF) es porque dicha condición es poco reconocida. Sin embargo, es nuestro deber sacarla a la luz y con eso evitar que más niños sufran esta serie de condiciones que pueden ser prevenibles. La confirmación de este trastorno se hace mediante el análisis de signos y síntomas en los bebés, como, por ejemplo, bajo peso al nacer, poca coordinación motriz, comportamiento hiperactivo, dificultad para prestar atención, déficit en la memoria, dificultades de aprendizaje (en especial numérico), retraso en desarrollo de habla y lenguaje, dificultad intelectual, pocas habilidades de razonamiento y juicio, problemas (en los primeros meses) para dormir y succionar leche, problemas auditivos y visuales, enfermedades o malformaciones en corazón, riñones o huesos, estatura por debajo del promedio, cabeza más pequeña y anormalidades faciales (por ejemplo, que tenga menos marcado el surco entre la nariz y el labio superior).[3]

En años anteriores la causa de estos trastornos se relacionaba de manera exclusiva con madres que tomaban alcohol durante el embarazo, pero se ha investigado más sobre este tema, en especial con padres que beben alcohol durante los meses previos al embarazo.

El alcohol, en su forma química, etanol, es un producto que al ingresar al cuerpo llega de inmediato al hígado, que hace todo lo posible para eliminarlo. La razón de esto es que su ingesta causa desbalances en el cuerpo que podrían ponerlo en riesgo de muerte. En el proceso, el alcohol primero se transforma en acetaldehído, que es una sustancia carcinógena y tóxica; después, pasa a ser acetato, una sustancia menos activa que pasa a los riñones para ser eliminada en forma de agua y dióxido de carbono. Durante este proceso, que puede tomar desde horas hasta días, el organismo queda expuesto al acetaldehído y al acetato, concentrados también en la sangre, lo que ocasiona los daños a la salud y que, en los hombres, llega hasta los espermatozoides e interrumpe su proceso adecuado de formación.

El peligro de que los hombres y mujeres beban alcohol en la etapa preconcepcional

Se ha demostrado que el consumo de alcohol por parte del padre durante el periodo preconcepcional promueve cambios epigenéticos en los espermatozoides y óvulos, además de afectaciones durante su proceso de formación y maduración.

Comencemos hablando de los hombres. Cuando un hombre bebe en el periodo preconcepcional, se incrementa el riesgo de un aborto espontáneo o muerte perinatal. Lo anterior se relaciona con una formación inadecuada del espermatozoide debido a los componentes tóxicos que se generan cuando el alcohol es metabolizado y eliminado del cuerpo.

Un estudio australiano encontró una alta relación entre el consumo de alcohol en padres (pero no en madres) durante el periodo preconcepcional con el riesgo de que un bebé desarrolle leucemia linfoblástica aguda, así como tumores cerebrales.[4]

Se ha observado también que así como el cigarro es teratógeno (causa malformaciones), el alcohol entra en esta misma categoría cuando es ingerido por el padre y los efectos se ven en diferentes partes del cuerpo. Cuando un hombre bebe diariamente alcohol y por semana sobrepasa las 10 bebidas, se incrementa el riesgo de malformaciones cardiacas en los bebés,[5] lo cual incrementa el riesgo de muertes perinatales o la necesidad de cirugías durante los primeros años de vida.

Los efectos también se han visto cuando los hombres beben alcohol en menores cantidades (menos de 10 copas por semana). Aunque estos efectos negativos no ponen en riesgo la vida del bebé, lo predisponen a una gran variedad de condiciones. Los bebés de estos padres pueden nacer con una característica conocida como *pequeños para su edad gestacional*,[6] lo cual quiere decir que no hubo un adecuado crecimiento intrauterino. Esta condición incrementa el riesgo de enfermedades metabólicas, como diabetes; respiratorias, como asma, y retrasos en el desarrollo tanto cognitivo como psicomotor. También se relaciona esta cantidad de ingesta con el riesgo a desarrollar el trastorno del espectro alcohólico fetal que mencionamos al inicio de este capítulo. Esto tiene que ver con que el espermatozoide es responsable del 50 % del ADN de ese bebé, es decir, si fue afectado en su proceso de formación esto podría hacer eco durante el periodo de vida uterina.

> Las nuevas investigaciones ya consideran a un bebé cómo "expuesto" al alcohol cuando el papá ingiere una sola bebida por semana en el periodo preconcepcional.[6]

Si una bebida así es capaz de causar mutaciones en células ya formadas con protección epigenética (por eso se considera un carcinógeno), este efecto se verá potenciado en el espermatozoide, pues carece de protección externa y su formación dura un periodo aproximado de 90 días, donde no sólo se forma desde cero, sino que también adquiere madurez, fuerza y potencia, todo lo necesario para fecundar y formar un bebé de manera adecuada.

Como ya lo dijimos, el consumo de alcohol es tóxico y cancerígeno, y en las mujeres puede potenciar afectaciones metabólicas peligrosas para la reproducción. Las bebidas alcohólicas provocan un desbalance en el metabolismo de carbohidratos y grasas, por eso es importante hacer conciencia sobre la ingesta de esta sustancia durante la edad fértil de una mujer, que va desde la primera menstruación hasta la menopausia.

Aunque hace algunos años se consideraba seguro beber máximo siete bebidas alcohólicas por semana en mujeres siempre y cuando no bebieran más de dos por día, la recomendación ya es obsoleta.

No se conoce una cantidad exacta y segura de consumo de alcohol en las mujeres, puesto que su metabolismo depende de factores genéticos, su peso, el tipo de alcohol (destilado o no destilado, mezclado con otra bebida o no), el tiempo que lleva tomándolo, entre otros factores.

En términos de salud preconcepcional, este tema es nuevo, ya que antes sólo había guías respecto a la limitación de su ingesta durante el embarazo (que en los últimos años pasaron de una bebida por día a nula ingesta). Hoy se sabe que la ingesta debe ser nula y las razones son lógicas.

El alcohol causa efectos negativos en el metabolismo aun cuando se consuma en poca cantidad. Las bebidas alcohólicas pueden causar picos de glucosa e insulina que no deberían suceder, por lo que se incrementa el riesgo de resistencia a la insulina o diabetes, ambas relacionadas con una fertilidad comprometida, fallas en la implantación y desórdenes en el ciclo menstrual. Esto último es de mayor interés en la etapa preconcepcional, pues, como recordaremos, las hormonas se comportan como las manecillas del reloj, y si éstas se aceleran en momentos inadecuados (como glucosa e insulina) el sistema colapsa. Las anormalidades metabólicas en las mujeres se pueden reflejar en periodos irregulares o, incluso, anovulatorios, y por eso mismo pueden representar dificultades para un embarazo.

Por otro lado, existe el riesgo de que con un periodo irregular sea complicado calcular sus días fértiles de forma adecuada (cuando ovulan y pueden embarazarse) y eso mismo llevarlas a un embarazo no planeado, cuando falta protección o, por el contrario, cuando ya se está buscando el embarazo, no conseguirlo.

> El peligro de esto, además de que quizá no había una preparación emocional o económica respecto a un embarazo, es que si la ingesta de alcohol continúa en los primeros días del embarazo, los efectos negativos en el bebé podrían ser irreversibles.

Durante los primeros 28 días de gestación un bebé forma sus órganos vitales: corazón, cerebro y médula espinal. Un defecto en cualquiera de ellos puede poner en riesgo su vida o la calidad de la misma en un futuro. El corazón también podría sufrir malformaciones que afecten el flujo sanguíneo adecuado y la oxigenación; en el cerebro podría darse un desarrollo inadecuado que traiga efectos negativos a nivel cognitivo y psicomotor, y en la médula espinal malformaciones que van desde defectos en el tubo neural hasta malformaciones en la cara y las extremidades.

Todo efecto negativo del alcohol en las mujeres también se verá reflejado en la formación y maduración de sus óvulos, ya que estas células requieren, como lo hemos dicho hasta ahora, un ambiente óptimo para lograr copiar bien el ADN, evitar aneuploidías y generar la mayor protección epigenética posible.

Para que un bebé en formación no desarrolle TEAF la futura madre o donadora de óvulos debe evitar el alcohol por completo. Se desconoce si algún desorden de este espectro pudiera ser por una exposición única o repetida, así es que, ante la duda, no se debe poner en riesgo la salud y la vida de los futuros hijos.

Es importante tener en cuenta que el consumo de alcohol inhibe la absorción de vitaminas en hombres y mujeres, y esto se da por diferentes vías. En primer lugar, puede dañar el revestimiento del estómago y del intestino delgado, donde se da la absorción de muchas vitaminas y minerales. En segundo lugar, puede interferir con la producción de enzimas digestivas necesarias para la absorción de nutrientes, y en tercer lugar, altera la microbiota intestinal. Las vitaminas que más se ven afectadas por el consumo de alcohol son las del complejo B, donde se incluye la vitamina B_9 o ácido fólico, que es esencial para el periodo preconcepcional.

Si hoy estás leyendo este libro es porque planeas ser padre, madre, donar o congelar tus óvulos o espermatozoides. Por eso queremos que esta información llegue a muchas personas y les sirva para tomar decisiones en esta etapa que se reflejen en su salud y en la de sus futuros bebés.

¿Y qué sucede con otras drogas?

Después de haber leído lo que las sustancias adictivas que son legales a nivel mundial pueden causar a un bebé, incluso si éstas se ingieren previo a su concepción, es importante conocer el daño que pueden causar las que, en su mayoría, son ilegales en muchos países, como cannabis, cocaína, anfetaminas, etc. La mayoría de las investigaciones son nuevas y se centran específicamente en los efectos negativos del consumo de cannabis en ambos padres durante el periodo preconcepcional, pero se debe inferir que los otros tipos de drogas de mayor impacto en la salud causarían el mismo efecto potenciado.

El cannabis (o marihuana), aun cuando es considerado natural, pues proviene de una planta, está compuesto por más de 700 químicos y fitoquímicos distintos, muchos de los cuales el cuerpo humano no está diseñado para metabolizar de forma adecuada. Sus efectos, que apenas comienzan a conocerse, tienen un impacto profundo en la salud de las siguientes generaciones. Todo lo anterior no sólo es aplicable para la persona que ingiere el cannabis, pues cuando se fuma el humo de segunda mano también afecta a las personas que la rodean.

Otro de los problemas del uso de marihuana es que generalmente su consumo comienza en el mismo periodo de vida en que las personas gozan de una mayor fertilidad (adolescencia y adulto joven). Su consumo altera el sistema nervioso central, lo que podría afectar la toma de decisiones consciente y con ello llevar a embarazos no deseados y sin preparación preconcepcional. Por eso, en caso de que ésta sea una sustancia de uso común para ti, y ya tienes el deseo de convertirte en padre o madre, te recomendamos lo siguiente:

- Elige el momento para dejar de consumirlo tomando en cuenta los 90 días previos a buscar el embarazo.
- Evita lugares donde lo consuman para no inhalar el humo de segunda mano.
- Si esto es algo que compartes con tus amistades, externa la razón por la cual lo dejarás para obtener apoyo y no sabotearte.

Aun cuando en muchos países sigue el debate acerca de la legalización del cannabis, recuerda que toda la información que presentamos aquí tiene que ver con la salud preconcepcional y el objetivo es proteger tus células sexuales en este periodo de tu vida. En el caso de la marihuana, sabemos que existen recomendaciones basadas en evidencia y además prometedoras sobre su consumo en personas que padecen dolor crónico, pacientes en cuidados paliativos o algunas enfermedades neurológicas. Sin embargo, durante la etapa preconcepcional y el embarazo esto no aplica.

Por otro lado, existen investigaciones sobre las correlaciones que hay entre padres y madres que consumieron drogas psicotrópicas durante el periodo preconcepcional con algunos padecimientos en sus hijos (cuando los embarazos llegaron a término).

> Existe un mayor riesgo a muerte súbita infantil, esquizofrenia desde edad temprana, episodios psicóticos en bebés y, como los efectos del cigarro y el alcohol, mayores riesgos a malformaciones cardiacas y aneuploidías.

Ningún bebé debería estar expuesto a riesgos como los anteriores debido a las decisiones que tomaron sus padres previo a su concepción, de ahí la importancia de generar conciencia sobre planear un embarazo y prepararse para él.

¿Qué onda con el café?

La cafeína contiene propiedades adictivas que pueden llevar a una dependencia física. Se conoce, de hecho, como la "droga legal más utilizada a nivel mundial" y se sabe que, al menos en Estados Unidos, el 90 % de los adultos consume, en promedio, 200 mg al día. La dependencia física a los efectos de la cafeína ya se encuentra documentada en el DSM-V, el manual diagnóstico de psiquiatría para desórdenes mentales, y se le reconoce como "Desorden de uso de cafeína".[7] La cafeína es una sustancia que se encuentra en un buen número de bebidas e incluso algunos alimentos como el chocolate, pero para fines prácticos hablaremos sobre el café, puesto que es el que la contiene en mayor cantidad.

Cuando se ingiere cafeína, ésta se absorbe rápido en el torrente sanguíneo, donde inhibe los receptores de relajación y activa la estimulación del sistema nervioso central. Además, se cree que su dependencia también se relaciona con que el cerebro secreta dopamina en el mismo sitio que cuando se utilizan otro tipo de drogas psicoactivas que causan esa sensación de bienestar, energía, estado de alerta y sociabilidad. Uno de los problemas con el consumo de cafeína es la tendencia a consumir cada vez mayor cantidad, es decir, se crea una tolerancia y el deseo de consumirla se incrementa. Al incrementar el consumo será más difícil dejarla, por lo que al intentar hacerlo se pueden presentar síntomas como dolor de cabeza, fatiga, dificultad para concentrarse y un humor disfórico, que también se consideran síndrome de abstinencia. Con la cafeína nos damos cuenta de que el dicho de "todo lo que sube tiene que bajar" es cierto, porque lo mismo que te estimula, te lo quita al dejar de consumirla. De ahí que la gente tiende a entrar en un ciclo vicioso de consumo continuo

Uno de los efectos naturales de la cafeína es la vasoconstricción. Esto significa que disminuye el diámetro de los vasos sanguíneos que transportan oxígeno y nutrientes. Cuando esto sucede, en

especial en las mujeres, el riesgo de sufrir
un aborto espontáneo es mayor.

Sin embargo, este efecto también depende de la cantidad de cafeína que se consume. Sabemos hoy que el riesgo aparece cuando ésta sobrepasa los 200 mg por día (1.5-2 tazas de café por día). Por otro lado, si hablamos de los hombres, no se ha comprobado que exista una relación entre su consumo y las variables que son medidas en un espermograma. Aun así, se recomienda no pasar de 200 mg por día, puesto que un exceso de esta sustancia activa cascadas de estrés en el cuerpo que afectarían las posibilidades de embarazo.

Hay que identificar si el consumo de cafeína está asociado a periodos de estrés o falta de sueño, también si al consumir más café se disminuye la ingesta de agua. Todos estos factores pueden afectar la posibilidad de un embarazo exitoso desde la fecundación, implantación y hasta el riesgo de perder al bebé.

En lugar de cortar tu ingesta de café (si es mayor a la que se recomienda) de un día a otro te recomendamos que lo moderes poco a poco hasta llegar a la cantidad de bajo riesgo. Una idea sencilla es combinar café con cafeína y descafeinado para obtener el mismo volumen y el mismo sabor pero sin los efectos negativos del exceso de cafeína. Así, si tomas cuatro tazas de café con cafeína al día, ahora te estarás tomando las mismas pero sólo dos con cafeína. Atiende a tus reacciones y toma acciones, por ejemplo, si beber mucho café te lleva a ingerir menos agua, incrementa tu consumo de agua. Para mujeres que estén en un proceso de reproducción asistida lo mejor es limitarlo lo más posible antes de comenzar sus tratamientos para evitar cualquier factor que pueda alterar el resultado de ellos.

La intención de este capítulo es brindarte información para que tomes las mejores decisiones respecto al uso de sustancias adictivas y, sobre todo, que conozcas el efecto que tienen sobre tu salud en esta etapa de la vida y la que puede tener en tus futuros hijos, porque todos los padres desean hijos con buena salud y todo hijo merece tener padres saludables también.

TRES

Rutas alternativas hacia la paternidad y maternidad

Cada vez escuchamos con más frecuencia a hombres y mujeres jóvenes decir que no quieren ser padres o madres nunca en su vida por razones bien fundamentadas con su realidad en el momento, pero es un deseo que podría cambiar. Algunos jóvenes establecen desde muy temprano metas personales y profesionales a muy largo plazo, en las cuales no entra un bebé, y en algunos casos tampoco una pareja. También hay una mayor planeación financiera y económica en la cual, por el gasto que implica expandir una familia, prefieren sacarla de la ecuación. Como éstas hay muchas otras razones bastante realistas para no querer tener hijos, ya que implica hacer cambios en el estilo de vida y también un mayor gasto e incremento en el costo de vida. Pero también, debido a nuestra profesión, veamos el otro lado de la moneda: esas personas que siempre tuvieron, y siguen teniendo, el deseo de ser padres o madres, pero les aterroriza lo que implica esa etapa.

Sean cuales sean las razones de evitar o retrasar la paternidad o maternidad, a medida que los jóvenes pasan por las diferentes etapas de la vida es común que sus perspectivas y prioridades cambien. Es posible que de pronto surja en ellos el deseo de ejercer la paternidad, y lo que en algún momento de su vida pudo haber sido una firme negativa, cambia. Estos casos los hemos visto infinidad de ocasiones y es parte natural de un proceso de crecimiento y maduración, pero lamentablemente cuando llega ese momento entra el factor urgencia que se acompaña de estrés y desorganización.

Los casos como el anterior los vemos en personas de cualquier edad, que muchas veces quieren esperar a encontrar una pareja para empezar una familia, quieren cumplir ciertas metas financieras o profesionales previo a cambiar su vida o personas que tienen que someterse a tratamientos médicos antes de ser padres. En todos esos deseos es importante recordar que la fertilidad y la calidad de las células sexuales se deterioran con el tiempo como un proceso natural celular, pero que se puede potenciar con todo lo ya analizado en el libro.

Nosotras recomendamos que respecto a las indecisiones de paternidad y maternidad es necesario contar con un "plan B", pues el dicho "es de sabios cambiar de opinión" es cierto. Lo que menos quisiéramos para ti, lector, es que si cambias de opinión, la urgencia se apodere de ti o que sea demasiado tarde. Nuestra propuesta de "plan B" incluye no sólo que te acerques con expertos en preservación de la fertilidad para que obtengas una explicación de las técnicas disponibles para retrasar este proceso, sino también que busques expertos que te asesoren respecto a finanzas que te den tranquilidad financiera en el proceso. Ésta es otra forma de obtener salud, aunque sea diferente a la que hemos explicado en el libro referente a genética, epigenética y estilo de vida. La salud financiera, previo a la concepción, ayuda a tomar en cuenta la gran serie de consideraciones y cambios que se presentan al expandir el núcleo familiar.

Queremos que este apartado sea una herramienta más para planificar tu paternidad y maternidad. Ya sea que estés seguro de pasar por el proceso, o que lo tengas en duda. Te daremos la información que te ayudará a tener el panorama completo sobre el proceso, para así restarle incertidumbre, y te explicaremos algunas de las opciones disponibles para preservar tu fertilidad o lograr un embarazo.

Ser padre o madre, o no serlo, son decisiones que afectarán tu futuro de forma permanente y ambas son decisiones muy personales, lo que queremos es que las tomes lo suficientemente informado.

Existen otros caminos. Técnicas de preservación de la fertilidad y técnicas de reproducción asistida

No se trata de dónde vienes sino a dónde vas.

ELLA FITZGERALD

Como lo dijimos en la introducción: cuando una planta no logra crecer, se cambia el ambiente, pero no se abandona la idea de la planta. Se busca asesoría, se cambia de maceta, se fertiliza el suelo, se aporta más o menos luz, etc. Se hace todo lo posible para que la semilla pueda crecer en una planta que logre florecer. No se abandona la idea en primera instancia. Se intenta unas cuantas veces por diferentes medios para que suceda.

Dentro de la biología de la reproducción habrá personas que requieran otras técnicas distintas a las tradicionales para tener hijos. De hecho, lo marca la Organización Mundial de la

Salud (OMS) en su artículo de posicionamiento frente a la infertilidad publicado en 2020: una gran variedad de personas, incluyendo parejas heterosexuales, del mismo sexo, personas que no están en una relación, personas VIH-seronegativos, sobrevivientes de cáncer y otras con condiciones médicas específicas, podrán requerir servicios que promuevan su fertilidad y sirvan para tratar su infertilidad o aquella condición que les impida un embarazo de la forma tradicional.[1]

Es importante que, estando o no dentro de las categorías anteriores, conozcas las diferentes opciones que la tecnología ofrece para cumplir tu sueño y ejercer tu derecho de paternidad o maternidad y saber la importancia de tener un estilo de vida saludable acorde con lo que buscas.

> Todas las técnicas de reproducción asistida requieren que quienes estén involucrados cuiden de su salud, y toda la guía que has recibido en este libro incrementa las probabilidades de éxito en cualquiera que sea el tratamiento que se utilice.

Aun cuando varios detalles en los que hemos hecho énfasis no son necesarios para la longevidad y una paternidad llena de salud (como evitar la bicicleta en los hombres o suplementar con ciertos nutrientes), todo lo demás que hemos mencionado sobre sueño, manejo de estrés, actividad física, entre otras cosas, han sido recomendaciones generales enfocadas en lo que se conoce como envejecimiento saludable, un área de gran interés en la salud en la cual Ale y Gaby han tomado múltiples certificaciones.

Es por ello que te invitamos a que no sólo veas este libro como una preparación para tener espermatozoides y óvulos de calidad, no queremos que encierres nuestras recomendaciones en esta etapa tan importante, pues buscamos no sólo que pases tu mejor versión, sino que también te conviertas en el mejor padre o madre que puedas llegar a ser, donde sabemos que tu estilo de vida jugará un papel importante. Lo que un padre y madre más quieren en la vida es un hijo con salud, lo que ellos más necesitan son padres que gocen de este mismo derecho.

Técnicas de preservación de la fertilidad

Congelamiento de esperma

El congelamiento de espermatozoides o criopreservación de los mismos es una técnica que se utiliza para preservar la fertilidad masculina y que se recomienda bajo algunas condiciones, por ejemplo: pacientes oncológicos en los que se puede afectar su fertilidad por los tratamientos de quimio o radioterapias, hombres que se vayan a realizar una vasectomía pero no quieren cerrar las puertas a tener más familia después, transexuales que vayan a pasar por cirugía de transición de sexo, entre otros.

El proceso es sencillo y se debe de realizar en un centro dedicado a ello. La muestra de semen que se entrega debe ser valorada en términos de calidad para poder ser preservado hasta el momento que sea requerido, y la ventaja es que no pierde calidad durante el proceso. Es por ello que mantener un buen estilo de vida durante al menos el trimestre cero previo a este proceso aumenta las tasas de éxito, pues la calidad de la muestra podrá ser mayor.

Congelamiento de óvulos

La congelación o vitrificación de óvulos es un procedimiento del cual pueden hacer uso las mujeres que por alguna condición médica lo necesiten, como aquellas que vayan a pasar por alguna quimioterapia que pueda comprometer su fertilidad o para aquellas que requieran optar por un tratamiento de reproducción asistida (TRA) por algún problema de salud. Sin embargo, también está indicado para aquellas que busquen retrasar la maternidad, ya que la reserva ovárica tiende a disminuir conforme pasa el tiempo. Fernanda, la amiga de Ale, muy feliz le comentó hace poco que ya se había decidido por congelar sus óvulos y que, aunque fue complicado pasar por eso, le da paz saber que algún día podrá cumplir su sueño de ser madre.

Las mujeres que se someterán a tratamientos de fertilización *in vitro* (IVF, por sus siglas en inglés) también se someten a la extracción de óvulos y también pueden optar por la vitrificación, ya que así pueden guardar óvulos de buena calidad que aumenten sus probabilidades de un embarazo. La ventaja de esta técnica es que los óvulos mantienen la misma calidad después de su congelamiento.

El proceso no es tan sencillo como el de la congelación de espermatozoides. La extracción de óvulos requiere de una estimulación ovárica controlada para lograr la mayor cantidad de óvulos posibles. Esto se realiza mediante la inyección de hormonas cuya cantidad y tipo se indica por el médico especialista. La mujer que pase por este proceso después tendrá que acudir a una revisión médica para analizar la cantidad de óvulos que crecieron para que éstos puedan ser extraídos mediante un proceso llamado punción folicular.

Después de esta extracción, que se hace en un centro médico, los óvulos deben ser analizados, y dependiendo de su calidad serán (o no) congelados o utilizados para algún TRA.

Se ha demostrado que para incrementar las posibilidades de que los óvulos congelados resulten en un embarazo exitoso se debe de cumplir con dos factores: que las mujeres se realicen el tratamiento antes de los 37 años y que al estimular con los medicamentos se puedan obtener al menos 10 óvulos de buena calidad. También se ha demostrado que el tiempo de congelación no afecta ni disminuye las probabilidades para lograr un embarazo.[2]

Las mujeres que pasan por este tipo de técnicas suelen presentar algunas molestias propias de la cantidad de hormona que es administrada para la estimulación ovárica y se recomienda que cuando estén en estos procesos reciban las indicaciones de estilo de vida adecuadas que les ayuden a poder sacar el máximo provecho del mismo.

Tratamientos de reproducción asistida (TRA)

En este libro sólo mencionamos los diferentes tratamientos que existen, pero es responsabilidad individual acercarse con un médico especialista en reproducción para obtener la información de manera personalizada, ya que hay múltiples factores físicos, emocionales y de historia familiar o personal que se deberán tomar en cuenta para escoger el tratamiento de reproducción asistida ideal para cada persona o pareja.

Dentro de los tratamientos de reproducción asistida están también aquellos que se utilizan para preservar la fertilidad en hombres y mujeres. Éstos, como veremos a continuación, son útiles bajo ciertas condiciones que impidan la reproducción, así como para aquellos que quieren retrasar este proceso por decisión propia.

Creemos que esta información debe estar disponible para todas las personas, de ahí la decisión de incluirla en este libro. En realidad no sabes en qué momento vas a decidir ser padre o madre (si es que llega ese momento), pero tener conocimiento de cómo preservar tu fertilidad te ayudará a que no tomes con prisa esa decisión, porque se termina "tu reloj biológico". Las decisiones de una paternidad, como ya lo mencionamos, se deben tomar en el momento que te sientas listo para hacerlo.

Si te estás preparando para un TRA o preservación de tu fertilidad, todos los consejos que hemos dado en este libro serán útiles para que el proceso por el que pases tenga mayor probabilidad de éxito.

Inseminación artificial (IA)

La inseminación es el TRA más conocido y utilizado a nivel mundial, ya que su nivel de complejidad no es tan elevado y, por lo mismo, es más accesible en costos para las personas. En este proceso, con el uso de una cánula, se introducen los espermatozoides al útero de una mujer para que éstos puedan fecundar el óvulo.

Para la IA se requiere realizar un protocolo de estimulación ovárica establecido por el médico especialista con el fin de asegurar que exista ovulación en el ciclo de la inseminación, además de revisiones médicas que lo corroboren. Por otro lado, el semen que se introducirá debió ser analizado para evaluar su calidad y que así se aumenten las probabilidades de un embarazo exitoso. Quienes recurren a esta técnica suelen ser parejas heterosexuales, mujeres solteras o parejas de mujeres (con donación de espermatozoides).

Fertilización *in vitro* (FIV o IVF, por sus siglas en inglés)

La fertilización *in vitro* es otra de las técnicas que, a diferencia de la inseminación, es de mayor complejidad por los procesos utilizados. Aquí se deben extraer óvulos por medio de una punción, así como utilizar una muestra de espermatozoides, y en el laboratorio se realiza la fecundación. Es decir, ésta se hace fuera del cuerpo de la mujer y su crecimiento se monitorea muy de cerca hasta llegar a la etapa donde puede ser transferido al útero donde crecerá.

Los embriones, una vez listos, son transferidos al útero de la mujer gestante (que podrá ser para la futura madre o para gestación subrogada). Las personas que suelen optar por esta técnica son parejas que no han tenido éxito en técnicas de menor complejidad (como la IA o la estimulación ovárica sin inseminación), parejas de hombres (mediante el vientre subrogado), personas solteras que buscan familia y no pueden utilizar alguna otra técnica (los hombres, por ejemplo, solos no podrían pasar por una inseminación artificial).

Para las parejas de mujeres, existe el método ROPA, donde ambas pueden participar en el embarazo. En este caso, una de ellas es la donadora de los óvulos que se utilizarán para la IVF y la otra será la receptora de los embriones en la IVF.

Existen varios parámetros legales y éticos a tomar en cuenta durante el proceso de IVF. Ya que son varios óvulos los que se fecundan en laboratorio, éstos crecerán como embriones, lo cual se considera ya una vida. En cada ciclo de IVF sólo cierto número de embriones pueden ser transferidos al útero de la mujer, por el riesgo que podría llevar un embarazo múltiple, por lo que el resto de los embriones deberán ser congelados.

Aquí lo importante es que una vez congelados, la vida de éstos está en "pausa", es decir, se pueden descongelar solamente para ser implantados, pues de otra forma morirían. Las parejas cuyos embriones siguen criopreservados pueden optar por continuar con ello de forma indefinida o donarlos a personas que requieran de su ayuda para lograr su paternidad o maternidad. Lo anterior, referente al futuro de los embriones una vez que las parejas ya tuvieron a su familia o deciden no utilizarlos, son temas regulados según cada país, pues un embrión es una vida que está en pausa, y la decisión de qué hacer con ellos está protegida de acuerdo con las leyes de cada nación donde estas técnicas son utilizadas.

Tratamientos de reproducción asistida con ayuda de terceros

Donación de espermatozoides

El hombre puede donar su esperma para TRA (inseminación o IVF). Para ser aceptado, deberá cumplir con todos los parámetros de calidad que hemos mencionado en este capítulo. Esta opción es útil para parejas donde el esperma del hombre no es viable para un embarazo, madres solteras, parejas de mujeres, entre otros. Además, se puede hacer mediante un donador conocido o mediante un banco de esperma donde éste se encontrará congelado para su uso.

Donación de óvulos

Así como se pueden donar espermatozoides, también existe la donación de óvulos. Para poder hacerlo se pasa por el mismo proceso de estimulación con medicamentos, extracción y evaluación de la calidad que para el congelamiento, la diferencia recae en que estos óvulos pasarán a un banco especializado en almacenarlos para ser utilizados por otras personas que los requieran para su IVF. Los óvulos donados pueden someterse a diferentes procesos según la clínica de fertilidad, aunque en la mayoría de los casos se criopreservan para posteriormente ser usados en TRA.

Adopción de embriones

Como se mencionó anteriormente, las parejas que con IVF ya tuvieron el éxito deseado o no desean continuar con su proceso deben tomar la decisión si dejar que sus embriones continúen congelados o donarlos a otras personas que los requieran. En la mayoría de los países la donación debe ser anónima. Los embriones también pueden ser formados obteniendo espermatozoides y óvulos de bancos en clínicas de fertilidad. El proceso tiene implicaciones éticas y legales que deben ser analizadas por ambas partes involucradas, además son distintas dependiendo cada país y cada clínica de fertilidad.

Gestación subrogada

La gestación subrogada, también conocida como maternidad subrogada, es una TRA que se caracteriza porque la mujer que gesta al bebé no será, al final del embarazo, la madre, es decir, la mujer lleva y da a luz a un bebé para otras personas o parejas que se denominan padres intencionales o de intención. La gestante puede quedar embarazada por medio de una IVF utilizando los gametos de los padres intencionales o mediante otros métodos. En algunos países del mundo es una técnica ilegal por sus implicaciones éticas, emocionales y legales, por lo cual las personas que sean candidatos a esta opción de TRA deberán hablarlo con su médico.

Los candidatos a utilizar esta técnica son personas o parejas con ausencia de útero (parejas de hombres o mujeres que carezcan de él), cuando existe alguna alteración en el útero que impida un embarazo, cuando exista alguna enfermedad en la que el embarazo supone un riesgo alto para la madre o el bebé y, en otros casos, cuando hay abortos repetitivos o fallo en intentos de IVF.

Para el uso de esta técnica también existen agencias que regulan el procedimiento. En la mayoría de los casos involucra la firma de un contrato legal entre la gestante y los padres intencionales, donde se establecen acuerdos, términos y condiciones de las partes involucradas. Las implicaciones legales para el uso de esta técnica varían no sólo entre países, sino incluso dentro del mismo país, donde cada estado puede tener un marco legislativo distinto. Existen países que tienen muchas restricciones para poder llevar a cabo esta técnica e incluso en algunos otros está prohibida.

Lo que es una realidad es que esta técnica permite que parejas de hombres, hombres heterosexuales solteros y mujeres sin útero puedan ejercer su derecho de paternidad.

Adopción: otra alternativa

La adopción no es la última opción para ser padres, como mucha gente lo podrá imaginar. Sino que es otra de las alternativas que existen y por la cual muchas personas van a optar. El trimestre cero, la preparación y la planeación de expandir a una familia también incluye a los padres que quieran adoptar, pues, como hemos mencionado, un hijo requiere de padres con salud, una figura que lo acompañe, lo guíe y lo ame. Aunque en este proceso el trimestre cero no se utilice para la formación de células sexuales, se utiliza para la preparación financiera, física y emocional de los futuros padres adoptantes.

Los procesos de adopción suelen ser largos, ya que requieren de mucha investigación por parte de las autoridades correspondientes, y esto es algo que se debe revisar según la legislación y regulaciones de cada país. En la mayoría de los países existen agencias y centros de adopción infantil regulados directamente por los gobiernos y algunos otros privados. De nuevo, te invitamos a que si estás en este proceso también te acerques con padres que ya lo han vivido, y que preguntes en las agencias encargadas de la adopción infantil de tu país, que te informes acerca de todas las dudas que tengas al tiempo que te prepares físicamente para ser un futuro padre y madre con salud.

¿Qué más necesito saber?

El futuro es un misterio, pero siempre viene cargado de oportunidades.

PAULO COELHO

Durante todo el libro hemos hablado sobre cómo un hombre o una mujer deben prepararse para un embarazo, a lo que llamamos trimestre cero. Aun cuando el tema ha sido abordado desde el punto de vista biológico y las razones que se han dado para su cuidado tienen que ver con la formación de espermatozoides y óvulos, debemos hacer notar que la preparación para expandir la familia va más allá de la biología y la genética.

Es importante mencionar que no es necesario ser el creador de un óvulo o un espermatozoide para gozar de la maternidad o paternidad. Los grandes avances tecnológicos de las últimas décadas han servido para que se pueda cumplir un derecho que todos los humanos tenemos: el de ser padre o madre. Aun cuando las circunstancias parezcan estar en contra de un individuo para llevar el trimestre cero de una manera tradicional, por ejemplo personas con diagnóstico de infertilidad, aquellos con pareja del mismo sexo, personas que no tengan pareja, que ambos involucrados no puedan concretar un embarazo con éxito o que la madre no pueda gestar a su bebé por diferentes circunstancias, existen alternativas para cumplir ese derecho, que también es un anhelo y un sueño.

La planeación más allá de la biología y la salud

Existen otros aspectos a tomar en cuenta en este periodo y que, por su relevancia e influencia para la paternidad y maternidad, consideramos que son importantes incluir en el trimestre cero. Éstos involucran aspectos financieros, emocionales y cuidados de casa que se deben de tratar antes de la llegada de un bebé.

Como ya lo mencionamos, todas las personas tienen el derecho de ser padres o madres si así lo desean. Ya sea que se conciba de forma natural o con el uso de técnicas de reproducción asistida. O en el caso de que sea de forma individual, si se requieren donadores de espermatozoides, óvulos, adopción de embriones o de niños. La cuestión es ser consciente de que esta decisión tan personal de ser padre o madre implica la disposición de modificar conductas y estilos de vida con el fin de proveer a un futuro integrante de la familia con salud desde antes de que llegue contigo, y posterior a ello, con toda la seguridad que merece.

Hay algunos temas que deben ponerse sobre la mesa previo a tomar la decisión de ser padres, que van desde la cantidad de hijos que les gustaría y podrían tener, el tiempo de preparación, y aspectos que tienen que ver con las finanzas familiares y otros temas de los que poca gente habla, y quienes tenemos hijos desearíamos haber conocido con anticipación.

Lo primero y más importante es establecer el inicio y duración de esta etapa. ¿Cuándo es el momento ideal de tener hijos?

En caso de querer más de uno, ¿cuánto tiempo esperar entre cada embarazo? Esto es relevante, pues de aquí se puede crear un plan respecto a cambios de hábitos, revisiones médicas previas al proceso, acordar y estructurar el tipo de vivienda, organizar finanzas, entre otras cuestiones. Trazar un plan le quita incertidumbre a este proceso, y siempre tomando en cuenta que quizá no todo salga como lo planean o quieren. Por ejemplo, el tiempo ideal para esperar entre un embarazo y otro son 18 meses después de nacido un bebé para que el cuerpo de la madre pueda recuperar nutrientes que luego pasarán al siguiente bebé. Sabemos que hay quienes quisieran que este momento fuera más corto, y es válido, siempre y cuando se goce de salud.

Una amiga de Ale y su esposo acababan de tener una niña. La bebé tenía seis meses de nacida cuando Ale recibió un whatsapp de ella a las siete de la mañana sólo para saludarla. Le contestó preguntando en broma: "Estás embarazada, ¿verdad?", y su amiga le llamó de inmediato. Se escuchaba el *shock* en su voz, no se lo creía, no pensaba que fuera a ser tan rápido y sentía tristeza por su pequeña hija que sostenía en sus brazos. "Ya no será hija única tanto tiempo", decía. Ella, estructurada como es, tenía un plan que iba saliendo a la perfección, hasta que la vida le dio una vuelta. De broma le dijo Ale: "¡Imagínate que sean dos!", y bueno, semanas después se dieron cuenta de que, en efecto, un par de gemelas estaban en camino. Esta historia nos sirve para ejemplificar que en este periodo debes dejar espacio para la flexibilidad y buscar adaptarte a lo que la vida te presente. Recuerda que la maternidad y la paternidad son etapas de continua evolución y duelo, y ambos requieren de adaptación.

La decisión de cuántos hijos y el tiempo entre cada uno también requiere de un apoyo médico para escoger el mejor cuidado anticonceptivo que utilizarán: temporal (condón, DIU, pastillas) o definitivo (vasectomía, salpingo, etc.). Además, este proceso de planeación será útil para evaluar si es necesario modificar roles y trabajos para lograr el mejor cuidado de su familia.

Suena un poco abrumador, pero son reflexiones que recomendamos tener en lo individual, o pláticas con la pareja. Solamente visualizar qué es lo que quieres y trazar el camino a ello. Te aseguramos que haciéndolo, el camino se disfrutará más.

¿Cuánto cuesta ser padre o madre?

La planeación financiera es complicada. Al menos Ale jamás tuvo en el radar el costo de vida de un bebé, y cuando llegó su hijo, fue abrumador. Ella recuerda esa etapa con estrés diciendo: "Mis amigas nunca hablaban de esto", y es que cuando se trata de paternidad y maternidad, la gente suele compartir lo bueno y lo que domina, no aquello con lo que batalla. Por lo cual, si no has tomado en cuenta el tema financiero, esta sección puede ser una guía de por dónde comenzar a evaluar.

Planear expandir la familia, de la forma en que desees y pienses que es mejor para ti, debe involucrar conocer el costo promedio de un hijo tomando en cuenta sus necesidades básicas de vestimenta, alimento, higiene, acceso a salud, transporte, educación etc. Es bueno considerar, o al menos tener en la mira esta información previo a la llegada de un hijo para evitar más estrés del que se puede vivir con el cambio en las rutinas.

> El trimestre cero no sirve sólo de preparación para el proceso biológico del embarazo, sino también para la reestructuración de todo lo que rodea la llegada de un bebé.

Otros aspectos financieros a considerar tienen que ver con la vivienda, para proveer un espacio digno para su crecimiento que respete su privacidad y sea seguro. Incluso es bueno poner dentro de la ecuación la ubicación de tu hogar, cercanía a transporte público en caso de utilizarlo, vías de acceso rápidas a escuelas, servicios de salud y hasta familia o personas de confianza que puedan ayudar cuando sea requerido. Cuando todo esto al menos se tiene un poco pensado, ayuda a tomar mejores decisiones. Con esto no queremos que busques respuestas hoy mismo, ni que postergues tu decisión si no cuentas con todo ello, pero sí quisiéramos sembrar la semilla de la importancia de planificar más allá de la salud.

"A mí nadie me dijo que sería así" es una frase común que las personas recitan en medio de alguna crisis que se pudo haber prevenido si muchos de los factores mencionados hubieran sido tomados en cuenta. Puedes hacer lo mismo que Ale y su esposo y acercarte a un experto que te ayude a anticipar estas dificultades, resuelva dudas y sugiera tips de organización financiera. Recuerda que nuestro objetivo jamás será limitar tus intenciones de formar una gran familia si así lo deseas, lo que queremos es poner sobre la mesa las otras variantes de preparación del trimestre cero, pues buscamos que tú y tu familia puedan vivir con seguridad y estabilidad.

¿Qué le toca a cada quien? Cuídate del desgaste paternal

Sabemos y hemos visto entre nuestros pacientes que los aspectos económicos y la disponibilidad de tiempo son las causas más comunes de quiebre personal y entre parejas, pero también son la base de padecimientos crónicos como ansiedad y depresión en los adultos. Acordar roles y responsabilidades como futuros padres es importante para evitar la fatiga que se puede desarrollar debido al cambio de dinámica con el crecimiento de la familia. En el caso de las parejas, se debe considerar también si después de la llegada de un nuevo integrante ambos trabajarán o será sólo uno; evaluar cómo lograr que los horarios laborales sean compatibles con el cuidado de los hijos y que, además, puedan proporcionarles un espacio de descanso adecuado para mantener un estado de salud óptimo, pues, como hemos dicho, lo que un hijo más necesita en el mundo es un padre que goce de salud. Una de las ventajas que nos dejó el trabajo a distancia y desde casa es precisamente ésta, la oportunidad de trabajar más cerca de la familia y mayores beneficios de descanso para los trabajadores.

Planea y adáptate

Si ser padre o madre está dentro de tus planes te deseamos que lo logres. Es un derecho que tienes y ejercerlo trae una satisfacción enorme. Queremos que lo disfrutes y es por ello que quisiéramos que utilizaras el trimestre cero para anticipar y planear. Traza planes, imagina diferentes escenarios y acércate con tus amigos que ya viven esta etapa y haz todas las preguntas posibles. Te aseguramos que aunque todos comparten "lo bonito" de ser padres, cuando les preguntas la parte difícil también te lo van a contar, porque los que ya la pasamos mal no quisiéramos que otros se tropezaran con la misma piedra.

Pregunta sobre cómo se prepararon, cuánto tiempo tardaron, qué doctores recomiendan, cómo se organizaron en casa, qué cambios les fueron más pesados, qué hicieron que no debieron hacer y qué debieron haber hecho. Éste es el tipo de pláticas que debemos poder tener con nuestros amigos, compañeros, vecinos, etc. El poder tener consejos de este tipo nos lleva a todos a mejorar en nuestra futura paternidad y eso logra, entonces, que crezca una comunidad de niños con mejores cuidados y oportunidades.

Fertilias: potencia tu fertilidad por medio del conocimiento genético

Dime y lo olvido, enséñame y lo recuerdo,
involúcrame y lo aprendo.
BENJAMIN FRANKLIN

Ale vivió su primer embarazo con algo de miedo. Sabía que portaba la mutación de riesgo del gen MTHFR, es decir, genéticamente tiene una capacidad muy reducida para convertir el ácido fólico en su forma activa: el folato. Con esta mutación no solamente se compromete la fertilidad sino también se incrementa el riesgo cardiovascular. Al tener esta información, gracias a que tenía un estudio genético, mantuvo una suplementación específica con metilfolato (la forma activa de la vitamina B_9 o ácido fólico) desde años previos a su gestación. Aunque ella sabía que los genes no son una condena y luego de haber hecho todo lo posible para evitar cualquier malestar, en la semana 12 le diagnosticaron riesgo de preeclampsia, por lo que aumentó su nivel de cuidados. Por fortuna, su hijo llegó a término y hoy goza de buena salud, pero ésta no es la historia que suelen contar algunos de los pacientes que tienen dicha mutación. Muchas mujeres experimentan sangrados, o el otro extremo, trombos que ponen en riesgo su vida y la de su bebé. Otras pueden sufrir pérdidas y otras incluso pueden necesitar tratamientos de reproducción asistida para lograr el sueño de tener un bebé.

Es útil conocer la genética de una persona, sobre todo cuando se piensa en su fertilidad, ya que contribuye a potenciar los procesos relacionados con la concepción: en los hombres, para mejorar la formación de espermatozoides, y en mujeres, para la maduración de óvulos y para lograr que sean de una mejor calidad. Las recomendaciones basadas en genética y estilo de vida durante la edad fértil buscan ayudar a las personas a incrementar las tasas de éxito de embarazos, a disminuir los riesgos de pérdidas gestacionales, enfermedades en los bebés y riesgos durante esta etapa.

El trimestre cero tiene el objetivo de orientar a hombres y mujeres que desean ser padres y madres para que tomen acciones de prevención y mejora de su salud con el objetivo de influir para bien en la salud de su descendencia. Las recomendaciones que hacemos están alineadas con organizaciones como los Centros para el Control de Enfermedades (CDC, por sus siglas en inglés)[1] y la Organización Mundial de la Salud (OMS)[2], que han publicado acerca de la importancia de la concientización en este periodo, no sólo por su efecto a nivel individual y mundial, sino también debido a la falta de información que hay en el tema. Queremos evitar que las personas sigan tomando decisiones sin fundamentos y que las acciones derivadas de éstas deterioren su salud y causen el efecto contrario.

A lo largo de nuestra vida profesional nos hemos dado cuenta de que en la mayoría de los casos una alimentación y estilo de vida saludables pudieron haber evitado muchos malos desenlaces. Con este libro y con todas las recomendaciones en esta etapa buscamos seguir promocionando la salud, pero ahora de manera previa a su concepción.

Fertilias. Una herramienta útil para la salud preconcepcional

Después de la investigación sobre el periodo preconcepcional nos dimos cuenta de que existen áreas de oportunidad y que la labor va mucho más allá de este libro. Vimos que muchos de los hombres y mujeres que planean ser padres buscan por su cuenta suplementos, cambiar la alimentación, e incluso hacer cambios radicales con el objetivo de incrementar la fertilidad y lograr el embarazo en el menor tiempo posible. Si bien esto no es del todo incorrecto, se pierde un aspecto importante durante este periodo: que los cambios en salud deben enfocarse en mejorar la calidad del material genético de óvulos y espermatozoides, y eso toma tiempo.

Como ya dijimos a lo largo del libro, se habla de un promedio de al menos tres meses antes de buscar el embarazo. Es un periodo de preparación en el cual lo ideal sería que el embarazo suceda después de que se implementen los cambios en salud, ya que las intervenciones están relacionadas con los ciclos de producción de espermatozoides y maduración de óvulos que después se convertirán en una vida.

Por otro lado, hemos visto también que poco a poco los médicos y el personal de salud se están interesando más en el periodo preconcepcional, pero muchos no tienen ni el tiempo ni un equipo multidisciplinario para abarcar tanta información. Con la creciente evidencia de que las intervenciones en alimentación y estilo de vida previo a los tratamientos de reproducción asistida (TRA) incrementan las posibilidades de éxito, los médicos también están buscando fomentar que sus pacientes durante un tiempo previo a someterse a TRA hagan cambios saludables.

Fertilias es un programa de intervención para hombres y mujeres durante el periodo preconcepcional que parte de la base de que cada persona lleva genes diferentes, por lo que las recomendaciones deben ser personalizadas. Nos dimos a la tarea de investigar los principales genes en hombres y mujeres relacionados con la maduración y formación de células sexuales, así como aquellos relacionados con ciertos aspectos de la alimentación y el estilo de vida de las personas que puedan tener un efecto en óvulos, espermatozoides y en su material genético. Al conocer las versiones genéticas de cada persona se pueden hacer recomendaciones de salud y suplementación específicas.

> Fertilias es el primer test genético enfocado en este periodo y diferenciado para hombres y para mujeres.

Los resultados genéticos se introducen en una plataforma digital que cuenta con un algoritmo desarrollado para relacionar las versiones genéticas propias de cada persona con la alimentación y el estilo de vida, con lo que se desarrolla el plan de suplementación y recomendaciones personalizadas para hombres y para mujeres en el trimestre cero.

A lo anterior se suma lo complicado y el elevado costo que implica consultar con especialistas, y más cuando ya existe algún diagnóstico que comprometa la fertilidad, por lo que el objetivo de Fertilias no sólo es facilitar el proceso de cambio de hábitos, sino hacerlo lo más personalizado posible para disminuir las intervenciones de "prueba y error".

Aunque en algunos casos Fertilias pudiera contribuir a mejorar la fertilidad, ése no es su objetivo, y tampoco lo es lograr un embarazo en menor tiempo. Lo que se busca es que con el uso de un test genético especializado y con recomendaciones personalizadas se pueda contribuir a mejorar la calidad de las células sexuales en formación y maduración, recordando siempre que es un proceso que toma al menos tres meses. Se trata de facilitar y personalizar este periodo sin la necesidad de acudir a más especialistas en salud.

Luego de años de experiencia hemos visto que en la mayoría de los casos la información no cambia el comportamiento de las personas y que lo que más cuesta trabajo es poner en práctica toda la información adquirida. Eso es justo lo que queremos evitar después de que leas este libro. Sabemos que lees esto porque ya estás interesado en el periodo preconcepcional o en la búsqueda de ser padre o madre. Fertilias se desarrolló para facilitarte las cosas, para que después de leer estas páginas y entender la importancia de hacer cambios sea más fácil implementarlos. Nosotras vemos este libro como un detonante y Fertilias como la acción que te llevará a alcanzar tus objetivos de salud de forma más efectiva.

> Fertilias es uno de los productos que ofrece nuestra consultoría genética GENEAL, que se dedica a diseñar e implementar proyectos de salud personalizados, basados en genética para individuos, empresas o centro de salud. Puedes encontrarnos en:
> www.geneal.mx
> Instagram: @geneal.mx

Agradecimientos de Gaby

Mi más profundo agradecimiento a todas las personas que contribuyeron de alguna manera a que este libro se hiciera realidad.

Gracias a Toño por ser siempre un apoyo. Gracias por impulsarme a ser cada día mejor.

A mis hijas por su paciencia y amor.

A Ale, gracias por ser una gran compañera de viaje no sólo para la creación de este libro sino para todos nuestros proyectos juntas.

A mi familia (mi mamá, Mayela y mis tíos) por su motivación en cada paso de mi vida.

A Pollo, mi amiga del alma que me escucha y aconseja y que está en las buenas y en las malas.

A Ángela Olmedo, por creer en mí.

A Efrén Ordoñez, por su infinita paciencia y buen humor que hizo todo el proceso más agradable.

Y en general agradezco a la vida que me los ha puesto en mi camino y por darme salud para poder llegar hasta aquí.

Su apoyo ha sido invaluable e hizo posible la realización de este libro.

Agradecimientos de Ale

A mis papás que, por azar, me dieron una genética que me ha llevado siempre a investigar y a cuestionar un poco más allá de lo que ya está establecido.

A Gaby, quien desde que era mi maestra, y ahora mi socia, no juzga mis ideas, sino que me ayuda a convertirlas en grandes proyectos.

A Jorge, mi esposo, quien confió en cada técnica descrita en este libro para traer al mundo a nuestro hijo.

A mi equipo de vida: mis hermanos Arturo y Gerardo; mis colaboradoras Andy, Chris y Chila; mi psiquiatra Dra. Mariana Hoyos; y nuestros editores Efrén y Ángela. Gracias por su tiempo, apoyo y paciencia.

A Tatiana y David, por darme la plataforma de Genovive para crecer.

A ti, Santiago, mi pedazo de sol, el niño de mis ojos, el que juega al fútbol con tachones rojos. Te quiero cada día y para siempre.

Anexo 1. Cereales sin gluten

Los cereales sin gluten son una opción importante para personas con enfermedad celiaca, sensibilidad al gluten o para quienes, por alguna situación de salud, se les recomienda eliminarlos o disminuir consumo. Aquí les presentamos una lista de algunos cereales sin gluten:

- Arroz
- Quinoa o quinua
- Mijo
- Amaranto
- Maíz y productos derivados del maíz:
  * Harina de maíz para elaborar productos de maíz (tortillas, tostadas, totopos, pan, etc.)
  * Almidón de maíz

* Polenta
- Alforfón o trigo sarraceno
- Avena (que especifique sin gluten)
- Teff
- Sorgo
- Yuca o mandioca
- Tapioca
- Algarrobo
- Camote (también llamado papa dulce, boniato o batata)
- Papa o patata

Recuerda que aunque estos cereales son naturalmente libres de gluten, puede ocurrir contaminación cruzada durante el cultivo, la cosecha, el procesamiento o el envasado. Por lo tanto, si tienes enfermedad celiaca o sensibilidad al gluten, es importante buscar productos certificados como "sin gluten" para garantizar que no haya rastros de gluten en los alimentos que consumes.

Anexo 2. Pescados con mayor cantidad de mercurio

Uno de los metales pesados al cual existe mayor exposición es al mercurio y suele ser a través del consumo de pescados y mariscos contaminados debido a la acumulación de este metal en ciertos mares y océanos. Una recomendación práctica es evitar consumir pescados de gran tamaño, ya que son los que se han relacionado con mayor contenido.

A continuación se presenta una lista de algunos pescados con **mayor** cantidad de mercurio que se recomienda evitar consumir en el periodo preconcepcional.

- Pez espada
- Marlin
- Tiburón
- Caballa real (king mackerel)

- Atún aleta amarilla de gran tamaño (yellowfin tuna)
- Lucio
- Pargo (grouper)
- Mero
- Tilefish

Bibliografía

Center for Food Safety and Applied Nutrition. (s.f.). La FDA y la EPA emiten recomendación final sobre el consumo de pescado. U.S. Food and Drug Administration. https://www.fda.gov/news-events/comunicados-de-prensa/la-fda-y-la-epa-emiten-reco-mendacion-final-sobre-el-consumo-de-pescado#:~:text=La%20recomendaci%C3%B3n%20aconseja%20de%202,demasia-da%20cantidad%20en%20el%20tiempo.

Anexo 3. Frutas y verduras con mayor densidad nutricional

La densidad nutricional se refiere a la cantidad de nutrientes esenciales, como vitaminas, minerales, proteínas, grasas saludables y carbohidratos, presentes en un alimento en relación con su contenido calórico total. A continuación se presenta un listado de frutas y verduras que se recomienda consumir en el periodo preconcepcional:

Frutas:

- Aguacate
- Kiwi
- Granada
- Frambuesas
- Fresas
- Arándanos
- Cerezas
- Papaya
- Guayaba
- Manzanas

- Naranja
- Toronja
- Uvas
- Plátano

- Peras
- Mango
- Sandía

Verduras:

- Espinacas
- Acelgas
- Berenjenas
- Brócoli
- Zanahoria
- Pimiento (rojos, verdes y naranjas)
- Espárragos

- Camote o boniato
- Tomate
- Apio
- Chícharo
- Calabaza
- Cebolla
- Col morada
- Ajo

Los nombres de frutas y verduras pueden cambiar entre los países de habla hispana.

Anexo 4. Contenido de fibra en cereales y leguminosas

Cantidad de fibra por 100 gramos de producto crudo.

- Avena: 10-11 g de fibra
- Trigo integral: 12-15 g de fibra
- Centeno: 15-20 g de fibra
- Cebada: 15-17 g de fibra
- Quinoa: 5-7 g de fibra
- Mijo: 8-9 g de fibra
- Amaranto: 7-9 g de fibra
- Sorgo: 6-7 g de fibra
- Maíz: 7-9 g de fibra
- Camote o boniato: 3 g de fibra
- Arroz integral: 3-4 g de fibra

- Cereales integrales: esta categoría es muy amplia y la cantidad de fibra puede variar considerablemente dependiendo del tipo específico y combinaciones de cereales.
- Leguminosas:
  * Frijoles negros cocidos: 8.7 gramos de fibra
  * Lentejas cocidas: 7.9 gramos de fibra
  * Garbanzos cocidos: 7.6 gramos de fibra
  * Frijoles pintos cocidos: 5.9 gramos de fibra
  * Guisantes secos: 5.7 gramos de fibra

Bibliografía

Ingesta diaria recomendada de fibra y alimentos ricos en fibra para ayudarle a conseguirlo. Eufic. (s.f.). https://www.eufic.org/es/que-contienen-los-alimentos/articulo/ingesta-diaria-recomendada-de-fibra-y-alimentos-ricos-en-fibra-para-ayudarle-a-conseguirlo/.

Anexo 5. Espectro de fitonutrientes

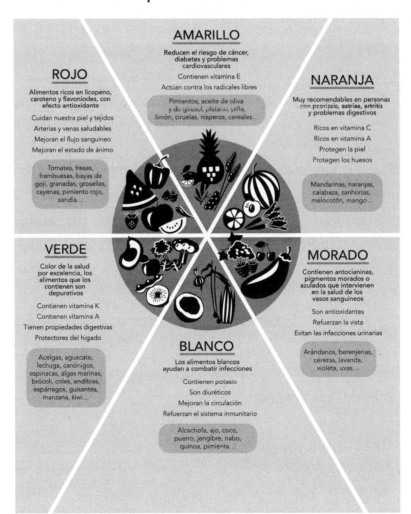

AMARILLO

Reducen el riesgo de cáncer, diabetes y problemas cardiovasculares

Contienen vitamina E

Actúan contra los radicales libres

Pimientos, aceite de oliva y de girasol, plátano, piña, limón, ciruelas, nísperos, cereales...

ROJO

Alimentos ricos en licopeno, caroteno y flavoniodes, con efecto antioxidante

Cuidan nuestra piel y tejidos

Arterias y venas saludables

Mejoran el flujo sanguíneo

Mejoran el estado de ánimo

Tomates, fresas, frambuesas, bayas de goji, granadas, grosellas, cayenas, pimiento rojo, sandía...

NARANJA

Muy recomendables en personas con psoriasis, estrías, artritis y problemas digestivos

Ricos en vitamina C

Ricos en vitamina A

Protegen la piel

Protegen los huesos

Mandarinas, naranjas, calabaza, zanhorias, melocotón, mango...

VERDE

Color de la salud por excelencia, los alimentos que los contienen son depurativos

Contienen vitamina K

Contienen vitamina A

Tienen propiedades digestivas

Protectores del hígado

Acelgas, aguacate, lechuga, canónigos, espinacas, algas marinas, brócoli, coles, endibias, espárragos, guisantes, manzana, kiwi...

MORADO

Contienen antocianinas, pigmentos morados o azulados que intervienen en la salud de los vasos sanguíneos

Son antioxidantes

Refuerzan la vista

Evitan las infecciones urinarias

Arándanos, berenjenas, cerezas, lavanda, violeta, uvas...

BLANCO

Los alimentos blancos ayudan a combatir infecciones

Contienen potasio

Son diuréticos

Mejoran la circulación

Refuerzan el sistema inmunitario

Alcachofa, ajo, coco, puerro, jengibre, nabo, quinoa, pimienta...

Anexo 6. *Checklist* preconcepcional

Ésta es la información con la que te recomendamos llegar con tu profesional de la salud a tu cita preconcepcional para que puedas sacarle el mejor provecho posible y él o ella puedan guiarte de una manera personalizada tomando todos los datos en cuenta:

Estudios de laboratorio

Recomendamos que ya lleves tus estudios impresos con tu profesional de la salud.

- Biometría hemática
- Perfil de lípidos
- Índice HOMA-IR (glucosa e insulina en ayuno)

- Perfil tiroideo
- Homocisteína en la sangre
- Enfermedades de transmisión sexual
- Hombres: espermograma
- Mujeres: hormona antimulleriana

Estudios médicos

Éstos se realizan con tu médico (ginecólogo), y en caso de que tu profesional de la salud requiera más, los pedirá.

- Mujeres:
  * Reserva ovárica por ecografía
  * Papanicolau (o citología vaginal)

Estudios genéticos

- Según tu ascendencia, si lo llegan a pedir tus médicos.
- Para potenciar tu fertilidad: Fertilias.

Alimentación

Llegar con un pequeño resumen que incluya:

- Horarios de alimentación
- Bebidas no alcohólicas de consumo regular (agua, te, café, refrescos)

- Aversiones (alimentos que no se consumen)
- Alergias alimentarias
- Listado de dos días de alimentos habituales
- Formas de cocción utilizadas en casa
- Comidas fuera de casa
- Ayunos y la razón de ellos

Suplementos esenciales

Si ya tienes los suplementos, lleva la marca, dosis y horario, y si no, pregunta por los siguientes para conocer esos detalles para ti:

- Ácido fólico
  * Metilfolato (en caso de que sea indicado para ti)
- Vitamina D_3
- Omega-3

Suplementos condicionales

Si ya tienes los suplementos, lleva la marca, dosis y horario, y si no, pregunta si los siguientes son necesarios para ti:

- Vitaminas:
  * B_{12} * C
  * B_6 * E

- Minerales:
  - * Hierro
  - * Selenio
  - * Zinc
  - * Yodo

Otros suplementos

Si ya tienes los suplementos, lleva la marca, dosis y horario, y si no, pregunta si los siguientes son necesarios para ti:

- Inositol: myo- y chiro- inositol
- Coenzima Q10
- Herbolarios y adaptógenos: platica con tu médico en caso de que los consumas y considera su opinión respecto de continuar o suspender el uso.

Ejercicio

Llegar con un pequeño resumen que incluya:

- Días por semana
- Duración de actividad
- Horario en que se realiza
- Frecuencia cardiaca promedio durante el ejercicio
- Tipo de actividad: aeróbica o de fuerza
- Suplementos extras para ejercicio (nombre, dosis y razón de consumo)

Sueño

Llevar información sobre:

- Horario en que duermes
- Hora en que despiertas
- ¿El sueño es reparador?
- ¿Despiertas por la noche?
  * Razón
- Uso de suplementos o fármacos para dormir (nombre, dosis y razón de uso)
- Ronquidos (para valorar un estudio de apnea)
- Movimientos durante la noche (por ejemplo: síndrome de piernas inquietas)
- Sueño ligero o profundo
- *Jet-lag* social
  * Veces por semana que te desvelas
  * Horarios en que duermes
  * Cantidad de horas que logras descansar
- Siestas
  * Horario
  * Razón de tomarlas

Salud emocional

Llevar información sobre:

- Estrés cotidiano
- Manejo de estrés
- Terapia
- Uso de fármacos: ansiolíticos, antidepresivos, etc.
  * Tiempo de uso, dosis, razón y revisiones con médico especialista
- Estrés preconcepcional
  * ¿Qué te preocupa?
  * ¿Cómo abordas el tema?
  * ¿De dónde obtienes la información?
  * ¿Qué necesitas para vivir la etapa con tranquilidad?

El profesional de la salud debe abordar temas de violencia familiar por salud de la mujer, el próximo embarazo y el futuro bebé. Te invitamos a compartir con tu médico toda la información necesaria para un mejor cuidado.

Sustancias adictivas

Es importante responder de forma honesta el uso de las siguientes sustancias para recibir apoyo adecuado para dejarlas y conocer más a fondo su efecto sobre el embarazo.

- Tabaco
  * Cantidad por día
  * Tiempo de consumirlo
  * Razón de fumar
- Alcohol
  * Cantidad por semana
  * Cantidad por día
  * Tiempo de su consumo
  * Razón de su ingesta
- Drogas psicoactivas
- Tipo
  * Cantidad por semana
  * Tiempo de consumo
  * Razón de uso

Historia familiar

Es importante saber si en la familia o de modo personal ha habido los siguientes antecedentes:

- Problemas durante embarazos:
  * Pérdidas
    - Trimestre en que se perdió
    - Razón, en caso de conocerla
  * Preeclampsia
  * Diabetes gestacional
  * Macrosomía (bebés con peso mayor a 4 500 g al nacer)

* Partos prematuros
* Aneuploidías
* Malformaciones congénitas (labio leporino, malformación cardiaca, defectos en tubo neural, extremidades, faciales, etc.)
* Muerte materno-fetal
* Depresión (u otro problema psiquiátrico) posparto

- Enfermedades cardiovasculares
  * Hipertensión
  * Infartos
  * Trombofilias
  * Otros

- Enfermedades metabólicas o endocrinológicas
  * Diabetes
  * Hipo / Hipertiroidismo

- Otras enfermedades
  * Cáncer
  * Enfermedad renal
  * Enfermedades autoinmunes
  * Las mencionadas en el capítulo "¿Por dónde empezar?" de origen genético: fibrosis quística, Tay-Sachs, fenilcetonuria, talasemias u alguna otra en la familia.
    - Menciona si eres o tienes ascendencia judía para analizar si se requiere otra evaluación.

Medicamentos

Es importante llegar con un listado de los medicamentos que se utilicen de forma habitual con nombres de fármacos, dosis, horarios, razón y tiempo de uso. En especial los que se encuentran en la siguiente lista, sin descartar cualquier otro fármaco de uso casual sin receta.

- Dermatológicos (incluyendo cremas, algunos pueden ser teratógenos)
- Antidepresivos
- Ansiolíticos
- Antipsicóticos
- Antiepilépticos
- Fármacos para enfermedades cardiovasculares
- Fármacos para el dolor (todo tipo)
- Antibióticos
- Antivirales (incluyendo antirretrovirales)
- Hormonas
- Otros

Exposición a tóxicos ambientales

Informar al médico en caso de que trabajes en algún lugar con exposición a tóxicos u otras sustancias o rayos que pudieran afectar tu fertilidad: fábricas, áreas de rayos X, minas, plantas de deshechos, al cuidado de animales (incluso si son tus mascotas), exposición a humos.

Vacunación

Revisa estar al día con tu cartilla de vacunación, en especial con las siguientes, pero sin descartar aquellas que tu médico considere necesarias:

- Varicela
- Hepatitis
- VPH (virus del papiloma humano)
- Influenza (si crees que estarás embarazada en los meses de alto contagio)
- Covid-19

Finanzas

Esto no es necesario discutirlo con tu médico, pero sí tómalo en cuenta:

- Crear un plan de finanzas para el nacimiento de un bebé.
- Conocer los honorarios de los médicos u opciones que aporta la seguridad social.
- En caso de buscar un TRA:
  * Costos
  * Opciones de financiamiento
  * Costos de medicamentos
    - Buscar si algo se cubre por medio de seguro

Referencias bibliográficas

La salud preconcepcional

1. Freda, M. C., Moos, M.-K., y Curtis, M. (2006). The history of Preconception Care: Evolving Guidelines and standards. *Maternal and Child Health Journal*, *10*(S1), 43-52. https://doi.org/10.1007/s10995-006-0087-x.

2. Fleming, T. P., Watkins, A. J., Velazquez, M. A., Mathers, J. C., Prentice, A. M., Stephenson, J., Barker, M., Saffery, R., Yajnik, C. S., Eckert, J. J., Hanson, M. A., Forrester, T., Gluckman, P. D., y Godfrey, K. M. (2018). Origins of lifetime health around the time of conception: Causes and consequences. *The Lancet*, *391*(10132), 1842-1852. https://doi.org/10.1016/s0140-6736(18)30312-x.

3. Susser, M., y Stein, Z. (2009). Timing in prenatal nutrition: A reprise of the Dutch Famine Study. *Nutrition Reviews, 52*(3), 84-94. https://doi.org/10.1111/j.1753-4887.1994.tb01395.x.

4. Carlsen, E., Giwercman, A., Keiding, N., y Skakkebaek, N. E. (1992). Evidence for decreasing quality of semen during past 50 years. *BMJ, 305*(6854), 609-613. https://doi.org/10.1136/bmj.305.6854.609.

5. Swan, S. H., Elkin, E. P., y Fenster, L. (1997). Have sperm densities declined? A reanalysis of global trend data. *Environmental Health Perspectives, 105*(11), 1228-1232. https://doi.org/10.1289/ehp.971051228.

6. Swan, S. H., Elkin, E. P., y Fenster, L. (2000). The question of declining sperm density revisited: An analysis of 101 studies published 1934-1996. *Environmental Health Perspectives, 108*(10), 961-966. https://doi.org/10.1289/ehp.00108961.

¿Por dónde empezar?

1. Idrovo, A. J., Sanín, L. H., y Cole, D. C. (2005). Tiempo para quedar en embarazo: Consideraciones generales y metodológicas. *Biomédica, 25*(3), 398. https://doi.org/10.7705/biomedica.v25i3.1364.

2. Ford, W. C. (2010). Comments on the release of the 5th edition of the WHO Laboratory Manual for the examination and processing of human semen. *Asian Journal of Andrology, 12*(1), 59-63. https://doi.org/10.1038/aja.2008.57.

3. Freda, M. C., Moos, M.-K., y Curtis, M. (2006a). The history of Preconception Care: Evolving Guidelines and standards. *Maternal and Child Health Journal*, *10*(S1), 43-52. https://doi.org/10.1007/s10995-006-0087-x.

Hábitos de sueño

1. Recomendaciones sobre la duración del sueño: Fundación Nacional del Sueño (Estados Unidos). Asociación Educar para el Desarrollo Humano. (s.f.). https://asociacioneducar.com/national-sleep-foundation.

Manejo del estrés

1. World Health Organization. (s.f). *Estrés*. World Health Organization. https://www.who.int/es/news-room/questions-and-answers/item/stress.
2. Ilacqua, A., Izzo, G., Emerenziani, G. P., Baldari, C., y Aversa, A. (2018). Lifestyle and fertility: The influence of stress and quality of life on male fertility. *Reproductive Biology and Endocrinology*, *16*(1). https://doi.org/10.1186/s12958-018-0436-9.
3. De ratones y hombres: la herencia del trauma. Reflexiones bio-psico-semióticas. *Tópicos del Seminario, Semiótica y Posmemoria II*, núm. 45, enero-junio de 2021, pp. 30-44.
4. K. J., D. B. (s.f.). Parental olfactory experience influences behavior and neural structure in subsequent generations. *Nature Neuroscience*. https://pubmed.ncbi.nlm.nih.gov/24292232/.

5. Li, J., Long, L., Liu, Y., He, W., y Li, M. (2016). Effects of a mindfulness-based intervention on fertility quality of life and pregnancy rates among women subjected to first in vitro fertilization treatment. *Behaviour Research and Therapy*, *77*, 96-104. https://doi.org/10.1016/j.brat.2015.12.010.

Alimentación preconcepcional

1. Toivonen, K. I., Lacroix, E., Flynn, M., Ronksley, P. E., Oinonen, K. A., Metcalfe, A. y Campbell, T. S. (2018). Folic acid supplementation during the preconception period: A systematic review and meta-analysis. *Preventive Medicine*, *114,* 1-17. https://doi.org/10.1016/j.ypmed.2018.05.023.
2. Hoek, J., Steegers-Theunissen, R. P. M., Willemsen, S. P. y Schoenmakers, S. (2020). Paternal Folate Status and Sperm Quality, Pregnancy Outcomes, and Epigenetics: A Systematic Review and Meta-Analysis. *Mol. Nutr. Food Res, 64.* https://doi.org/10.1002/mnfr.201900696
3. Stanhiser, J., Jukic, A. M., y Steiner, A. Z. (2019). Omega-3 fatty acid supplementation and fecundability. *Fertility and Sterility, 112*(3). https://doi.org/10.1016/j.fertnstert.2019.07.205.
4. Banihani S. A. y Aljabali S. M. (2020). Seminal plasma vitamin B6 levels in men with asthenozoospermia and men with normal sperm motility, a measurement using liquid chromatography with tandem mass spectrometry. *Andrologia, 52.* https://doi.org/10.1111/and.13556

5. Banihani, S. A. (2018). A Systematic Review Evaluating the Effect of Vitamin B6 on Semen Quality. *Urology Journal, 15*(1), 1–5. https://doi.org/10.22037/uj.v15i1.3808

6. Akmal, M., Qadri, J. Q., Al-Waili, N. S., Thangal, S., Haq, A., y Saloom, K. Y. (2006). Improvement in human semen quality after oral supplementation of vitamin C. *Journal of Medicinal Food, 9*(3), 440-442. https://doi.org/10.1089/jmf.2006.9.440.

7. Hashemi, Z., Sharifi, N., Khani, B., Aghadavod, E., y Asemi, Z. (2017). The effects of vitamin E supplementation on endometrial thickness, and gene ndotelia of vascular ndotelial growth factor and inflammatory cytokines among women with implantation failure. *The Journal of Maternal-Fetal & Neonatal Medicine, 32*(1), 95-102. https://doi.org/10.1080/14767058.2017.1372413.

Actividad física y ejercicio, ¿sí o no?

1. World Health Organization. (s.f.-s.a.). Actividad física. World Health Organization. https://www.who.int/es/news-room/fact-sheets/detail/physical-activity#:~:text=La%20 OMS%20define%20la%20actividad,el%20consiguien-te%20consumo%20de%20energ%C3%ADa.

2. Romero-Saldaña, M. (2015). La transición demográfica en la Revolución Neolítica. *Revista Enfermería del Trabajo, 4*(4),157-9.

3. Durairajanayagam, D., Sharma, R. K., du Plessis, S. S., y Agarwal, A. (2014). Testicular heat stress and sperm quality. *Male Infertility*, 105-125. https://doi.org/10.1007/978-1-4939-1040-3_8.

4. Barakat, C., Pearson, J., Escalante, G., Campbell, B., y De Souza, E. O. (2020). Body recomposition: Can trained individuals build muscle and lose fat at the same time? *Strength & Conditioning Journal*, 42(5), 7-21. https://doi.org/10.1519/ssc.0000000000000584.

Consumo de sustancias adictivas

1. Fathers-to-be: Smoking could harm your baby. European Society of Cardiology. (s.f.). https://www.escardio.org/The-ESC/Press-Office/Press-releases/Fathers-to-be-smoking-could-harm-your-baby.

2. Milne, E., Greenop, K. R., Scott, R. J., de Klerk, N. H., Bower, C., Ashton, L. J., Heath, J. A., y Armstrong, B. K. (2012). Parental alcohol consumption and risk of childhood acute lymphoblastic leukemia and brain tumors. Cancer Causes & *Control*, 24(2), 391-402. https://doi.org/10.1007/s10552-012-0125-5.

3. Stanford Medicine Children's health. Fetal Alcohol Spectrum Disorder (FASD). (s.f.). https://www.stanfordchildrens.org/es/topic/default?id=fetalalcoholspectrumdisorderfasd-90-P05229.

4. Alcohol, contraception and preconception - province of Manitoba. (s.f.). https://www.gov.mb.ca/fs/fasd/pubs/alcohol_contraception_preconception_more.pdf.

5. Fathers and alcohol. Implications for preconception, pregnancy, infant and childhood health outcomes | Drug and Alcohol Research Connections. (2016, 1 de octubre). https://www.connections.edu.au/researchfocus/fathers-and-alcohol-implications-preconception-pregnancy-infant-and-childhood-health.

6. Luan, M., Zhang, X., Fang, G., Liang, H., Yang, F., Song, X., Chen, Y., Yuan, W., y Miao, M. (2022b, 27 de enero). Preconceptional paternal alcohol consumption and the risk of child behavioral problems: A prospective cohort study. *Nature News.* https://www.nature.com/articles/s41598-022-05611-2.

7. Meredith, S. E., Juliano, L. M., Hughes, J. R., y Griffiths, R. R. (2013, septiembre). Caffeine use disorder: A comprehensive review and research agenda. *Journal of caffeine research.* https://www.ncbi.nlm.nih.gov/pmc/articles/PMC3777290/.

Existen otros caminos. Técnicas de preservación de la fertilidad y técnicas de reproducción asistida

1. World Health Organization. (s.f.). Infertilidad. World Health Organization. https://www.who.int/es/health-topics/infertility#tab=tab_2.

2. Cascante, S. D., Blakemore, J. K., DeVore, S., Hodes-Wertz, B., Fino, M. E., Berkeley, A. S., Parra, C. M., McCaffrey, C., y Grifo, J. A. (2022). Fifteen years of autologous oocyte thaw outcomes from a large university-based Fertility Center. *Fertility and Sterility, 118*(1), 158-166. https://doi.org/10.1016/j.fertnstert.2022.04.013.

Fertilias: potencia tu fertilidad por medio del conocimiento genético

1. Centers for Disease Control and Prevention. (2023, 10 de febrero). Home. Centers for Disease Control and Prevention. https://www.cdc.gov/preconception/index.html.
2. World Health Organization. (s.f.-b). Preconception care to reduce maternal and childhood mortality and morbidity. World Health Organization. https://www.who.int/publications/i/item/9789241505000.

Esta obra se terminó de imprimir
en el mes de julio de 2024,
en los talleres de Impresora Tauro, S.A. de C.V.
Ciudad de México.